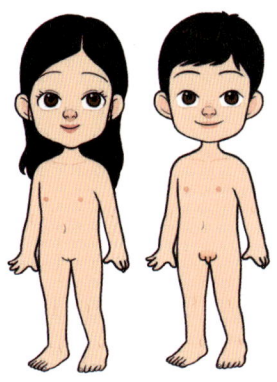

ILLUST BAN 10SAI KARA NO SEIKYOUIKU

ⓒ Michiko Takayanagi 2008
ⓒ "NINGEN TO SEI" KYOUIKU KENKYUJYO 2008
Originally published in Japan in 2008 by GODO SHUPPAN., TOKYO,
Korean translation rights arranged with GODO SHUPPAN., TOKYO,
through TOHAN CORPORATION, TOKYO, and BC Agency, SEOUL.

이 책의 한국어판 저작권은 BC 에이전시를 통한 저작권자와의 독점 계약으로 길벗스쿨에 있습니다.
저작권법에 의해 한국 내에서 보호를 받는 저작물이므로 무단 전재와 복제를 금합니다.

행복한 사춘기를 위한 넓고 깊은 성 지식

성교육 상식사전

다카야나기 미치코 엮음 | '인간과 성' 교육연구소 지음
남동윤 그림 | 김정화 옮김 | 배정원 감수와 추천

길벗스쿨

추천사

사춘기 자녀를 둔 학부모님과 선생님께

　어린이를 상대로 이야기하려는 어른이라면 누구나 '어디까지 이야기할 것인가?', '어떻게 이야기할 것인가?'를 고민하게 됩니다. 그런 점에서 이 책의 그림과 내용은 꽤 과감하다고 할 수 있습니다.

　아마도 이 책을 처음 펼쳤을 때 깜짝 놀랐을지도 모릅니다. 여러분 앞에 펼쳐진 그림(12~13쪽)에는 여러 인종의 남자와 여자, 젊은 남자, 나이 든 여자, 아기를 가진 여자, 장애가 있는 여자 등 벌거벗은 자연의 몸들이 그려져 있을 테니까요. 그런데 이것은 성교육적으로 아주 중요한 의미가 있습니다. 누구의 몸이든 아름답고 개성이 있으며, 우리 모두 소중한 몸과 마음을 지녔음을 알려 줍니다.

　요즘 우리나라의 성문화를 보면 위태롭기 짝이 없습니다. 텔레비전, 영화, 광고, 대중음악 등 어디에서나 성을 선정적이고 자극적으로 표현합니다. 그러다 보니 아이들도 초등학교 저학년부터 음란물에 노출되고, 초등학교 고학년이 되면 적극적으로 포르노를 소비하는 지경에 이릅니다. 포르노를 통해 얻게 된 성에 대한 왜곡과 폭력성은 아이들이 성에 대해 부정적인 선입견을 갖게 합니다. 이런 아이들에게 어떻게 하면 올바른 성 지식을 알려 줄 수 있을까요?

　학교에서 이루어지는 성교육이 해결책이 될 수도 있겠지요. 그런데 학교의 성교육은 수위가 너무 낮습니다. 현재의 성교육 지침을 살펴보면, 성의 절제가 아닌 금욕에 방향을 맞추고 자위행위나 동성애, 성소수자에 대한 정보를 배제하는 등 과거로 회귀하는 모습을 보여 현장의 성교육자들을 위축시키고 있습니다.

　게다가 성에 대한 정보를 충분히 접하지 못한 채 성장한 부모 세대는 어린 자녀들이 자신도 모르는 사이에 성으로 인해 상처받지 않을까 걱정하면서도, 한편으로는 성에 대한 질문을 할까 봐 전전긍긍하는 것이 대한민국의 현실입니다.

　그러나 성에 대해서는 쉬쉬하는 것보다는 정확하게 알려 주는 것이 훨씬 유익합니다. 깜깜한 밤에 산길을 걷는다고 상상해 보세요. 지도를 통해 산세를 잘 파악하고 있다면 위험한 곳을 피해 갈 수 있겠지요. 반면 아무런 정보 없이 걷다 보면 길을 잃거나 낭떠러지로 구르는 등 예상치 못한 위험에 빠질 확률이 훨씬 높을 겁니다. 성교육도 마찬가지입니다.

성은 단지 월경, 자위, 임신 등 몸의 위생 혹은 보건에만 한정되지 않습니다. 성은 한 사람이 몸과 마음을 가지고 일생을 잘 살아가는 일, 정서적·사회적·육체적 관계를 맺고 행복하게 살아가는 모든 것을 포괄하는 개념입니다.

이 책의 저자 역시 성을 '사람 사는 일'로 접근합니다. 성에 대해 잘 알면 알수록 자신을 더 잘 관리하여 건강하고 행복하게 살아갈 수 있습니다. 또 여자와 남자는 생물학적으로든 심리학적으로든 많이 다르기 때문에 자신과 다른 이성의 몸과 마음에 대해 알게 되면 상대를 이해하고 배려하는 법을 배우게 됩니다.

제가 오랫동안 성에 대해 말하고 가르치며 알게 된 것이 있습니다. 사람들은 건강한 삶을 추구하는 존재이기 때문에 성에 대해 잘 알게 되면 자신을 위험에 빠뜨리지 않고, 건강하고 행복하게, 다른 이와도 관계를 잘 맺으며 좋은 사람으로 살려고 애쓴다는 점입니다. 그렇기 때문에 충분한 정보와 올바른 가치관 교육, 다양한 훈련이 바탕이 되는 성교육이 필요합니다.

자녀의 성교육을 학교에만 맡길 것이 아니라 부모님이 직접 나서야 하는 이유는 부모만큼 아이의 성장 과정을 잘 아는 사람이 없기 때문입니다. 성교육은 개개인의 수준과 요구가 다 다르기 때문에 아이의 상황을 잘 아는 어른이 그에 맞는 설명을 덧붙여 가며 해 주는 것이 가장 유용합니다. 아이들과 성에 대한 이야기를 나누며, 서로가 성에 대해 잘 알고 편안한 마음을 가질 수 있는 시간이 되었으면 합니다.

성 전문가 **배정원**

머리말

이 책을 읽는 사춘기 여러분에게

이 책은 멋진 여성, 남성이 되고자 하는 초등학교 고학년에서 중학생 사이의 친구들이 읽었으면 하는 마음에서 쓴 책이에요.

여러분들은 아이가 어른으로 성장해 가는 이 시기를 뭐라고 부르는지 알고 있나요? 그래요, 바로 '사춘기'라고 해요.

사춘기가 되면 몸에서 어른이 되기 위한 징후가 나타나기 시작해요. '속옷에 하얗고 찐득한 게 묻었는데 병에 걸린 건 아닌가?' 혹은 '아침에 일어났더니 고추에 끈끈한 게 나와 있는데 혹시 오줌을 지렸나?' 하는 식으로 자신의 몸에 대해 불안이나 걱정을 안고 있지는 않나요?

사춘기에는 몸만 변하는 게 아니라 마음에도 변화가 찾아와요. 지금까지는 아무렇지 않게 받아들여졌던 부모님의 말씀이 '진짜 그럴까?' 하고 납득이 안 되기도 하고 때로는 "그만해요!"라고 대들기도 하지요. 또 혼자 있고 싶어지고, 이성 친구의 시선에 마음이 쓰이는 등 지금까지와는 달라진 자신을 발견하고 어리둥절한 적도 있을 거예요.

사춘기가 되면 왜 이렇게 몸과 마음에 변화가 생기는 걸까요? 또 이런 변화에는 어떤 의미가 담겨 있는 걸까요? 여러분이 찾는 답이 이 책 안에 있어요.

몸은 내가 살아가는 토대예요. 바로 '자기 자신'이지요. 그러므로 자신의 몸과 이성의 몸에 대해 관심을 갖거나 알고 싶어하는 것은 전혀 이상한 일도, 부끄러운 일도 아니에요. 오히려 몸에 대해 잘 모르는 게 더 부끄러운 일이지요.

세상에 단 하나뿐인 자기의 몸을 소중히 여기세요. 그리고 사랑해 주세요. 그러기 위해서 자기 몸을 올바르게 알고, 이성의 몸에 대해서도 제대로 공부하고 이해해야 해요. 이 세상은 남자와 여자가 함께 살아가는 곳이에요. 서로의 몸을 잘 아는 것은 좋은 관계를 맺고 멋진 사회를 만들어 가기 위한 첫걸음이에요.

《성교육 상식 사전》은 학교에서 배우는 성교육으로는 완벽하게 풀 수 없었던 몸과 성에 대한 의문과 불안을 가능한 한 자세하게, 알기 쉽고 재미있게 설명하려고

했어요. 또한 어린이들이 가장 궁금해하는 성에 대한 질문들을 모아 페이지마다 싣고 쉽게 해설했어요.

  성을 어떻게 받아들이고, 어떻게 살아가는 게 좋을까요? 이 책을 읽고 난 뒤에 여러분 스스로 생각하고 해답을 찾아보기 바랍니다.

'인간과 성' 교육연구소

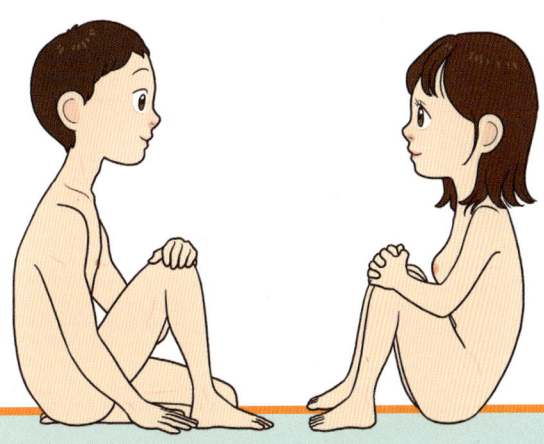

차례

추천사 사춘기 자녀를 둔 학부모님과 선생님께
머리말 이 책을 읽는 사춘기 여러분에게

1장 사춘기 몸의 변화

01 모두 다른 몸 · 12
02 여성의 생식기 · 14
03 여성의 2차 성징 · 16
04 봉곳한 가슴 · 18
05 월경 · 20
06 월경 준비 · 22
07 남성의 생식기 · 24
08 남성의 2차 성징 · 26
09 사정 · 28
10 자위 · 30
11 포경 · 32
12 나의 소중한 곳 · 34
13 털 · 36
14 몸에서 나는 냄새 · 38
15 여드름 · 40
16 성호르몬 · 42

2장 생명의 탄생

01 임신 · 46
02 난자와 정자 · 48
03 태아의 성장 · 50
04 출산 · 52
05 신생아 · 54
06 성염색체 · 56
07 유전자 · 58
08 쌍둥이 · 60
09 임신일 때 나타나는 변화 · 62
10 피임 · 64
11 인공 임신 중절 · 66

3장 사춘기 마음의 변화

01 성에 대한 관심 · 70
02 좋아하는 마음 · 72
03 사랑 · 74
04 사랑과 우정 사이 · 76
05 고백 · 78
06 성관계 · 80
07 실연 · 82
08 이성애와 동성애 · 84
09 성 소수자 · 86
10 자기다움 · 88
11 어른이 된다는 것 · 90

4장 몸과 마음의 주인공 되기

01 성폭력 · 94
02 성범죄 · 96
03 성매개 감염병 · 98
04 에이즈 · 100
05 향정신성 약물 · 102
06 음란물 · 104
07 인터넷과 휴대 전화 · 106
08 사춘기 · 108
09 다이어트 · 110
10 콤플렉스 · 112
11 인권 · 114

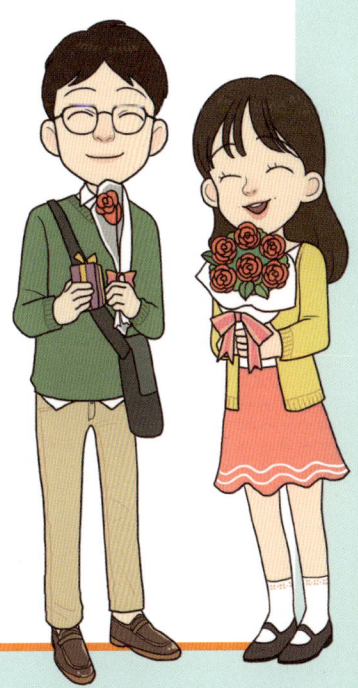

1장

사춘기 몸의 변화

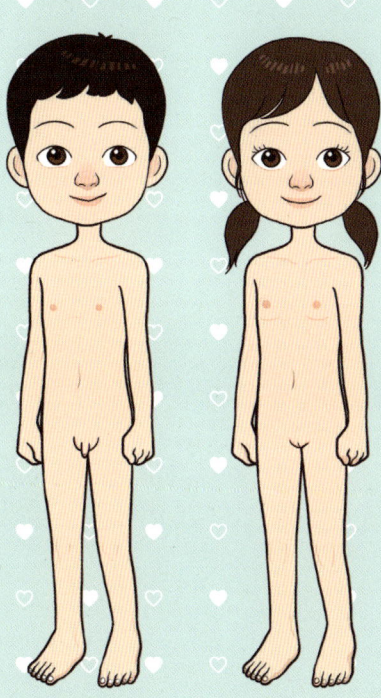

01 모두 다른 몸

여러분은 누군가와 닮아서 기쁘거나 속상한 적이 있나요? 반대로 아무하고도 닮지 않아서 기쁘거나 속상한 적은 없나요? 사람은 누구나 누군가와 조금 닮기도 하고, 조금 다르기도 해요.
세상에는 남자와 여자, 아이와 어른, 그리고 다양한 인종이 있어요. 나이가 같고 성별이 같아도 키가 작은 사람과 키가 큰 사람이 있고, 몸이 뚱뚱한 사람과 마른 사람이 있어요. 사람은 모두 겉모습이 다르고 문화와 습관도 다르기 때문에 세상에 살고 있는 사람 수만큼 모두 다 달라요.
다른 사람에게는 없는 '자기다움'을 찾아보기로 해요.

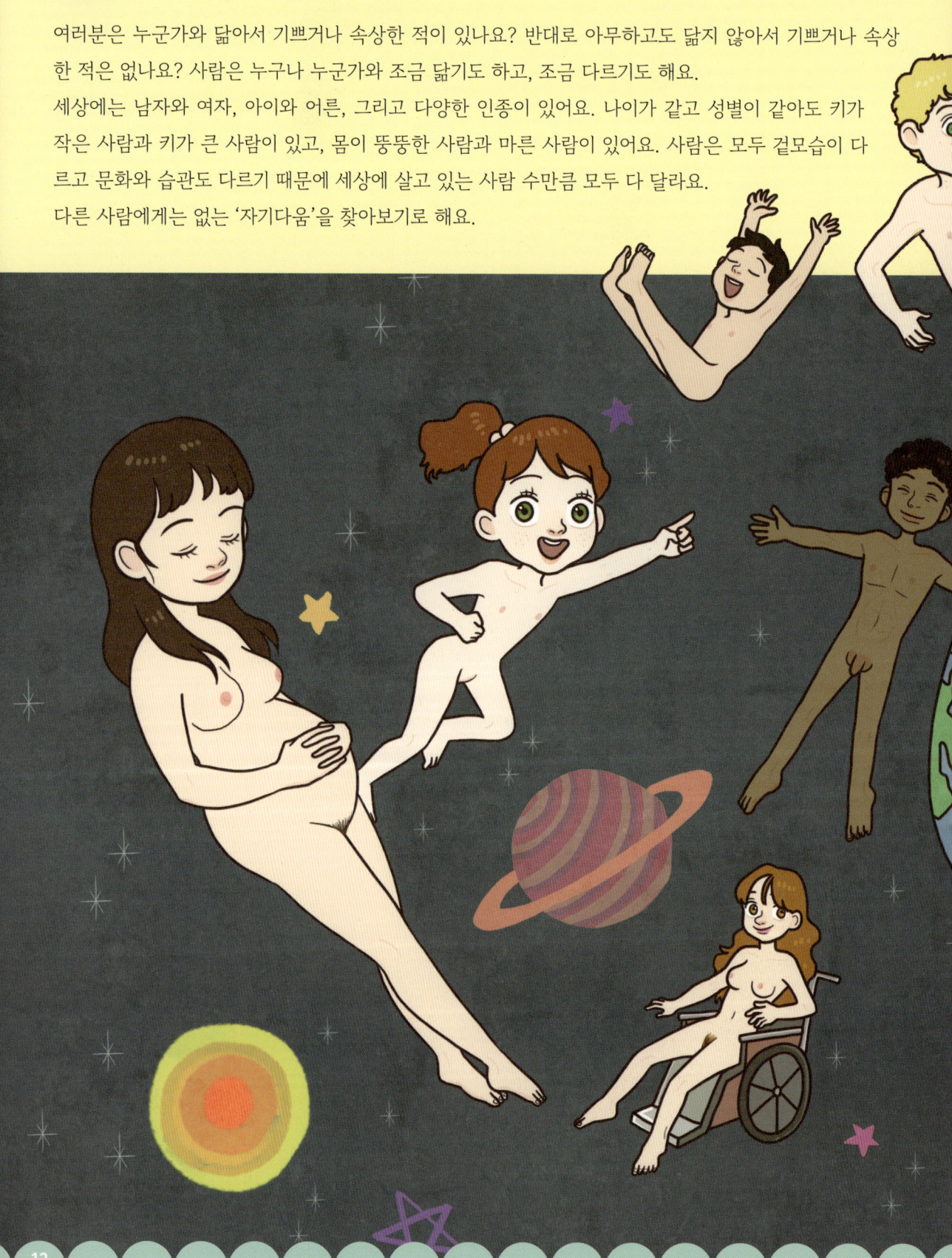

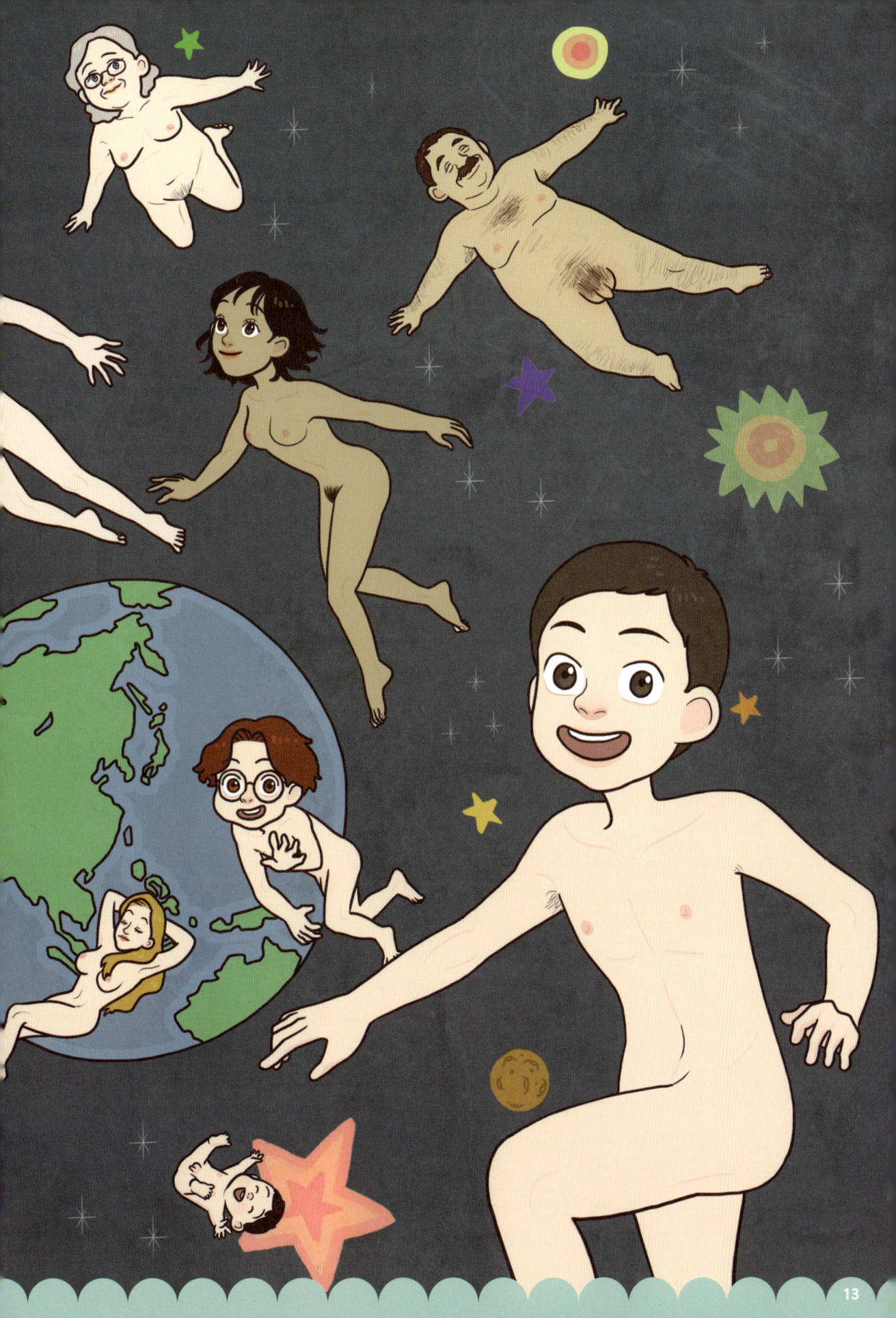

02 여성의 생식기

남자와 여자의 차이가 가장 뚜렷한 곳은 생식기예요. 생식기는 몸의 다른 부위와 마찬가지로 소중한 기관이고, 그중에서도 가장 은밀한 나만의 곳이죠.
그러나 안타깝게도 많은 사람들이 이곳을 흥미의 대상으로만 관심을 가져요. 오줌과 똥이 나오는 곳과 가깝기 때문에 깨끗하지 않다고 생각할 수도 있지만 절대 그렇지 않아요. 자신의 생식기가 어떤 기관인지 잘 알아두도록 해요.
여성의 생식기는 눈으로 직접 볼 수 있는 외생식기와 몸 안에 있어 밖에서는 보이지 않는 내생식기로 이루어져 있어요.

눈에 보이는 외생식기

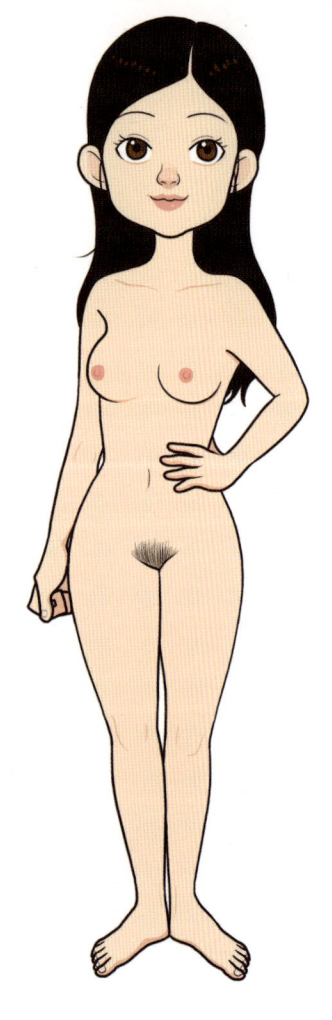

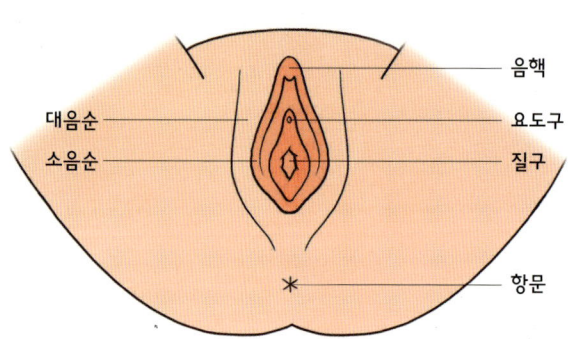

▶ 음핵에는 스펀지 같은 해면체가 있어서 흥분하면 피가 몰려 커져요. 남성의 음경에 해당하는 곳이에요.
▶ 대음순과 소음순은 내생식기를 보호하는 역할을 해요.

자신의 외생식기를 거울에 비추어 보고, 직접 만져 보세요. 건강한 때의 생식기 상태를 알아두어서 변화가 생겼을 때 스스로 점검하도록 해요.

몸 안에 있는 내생식기

내생식기 (앞면)

난관, 난소, 자궁, 질

내생식기 (옆면)

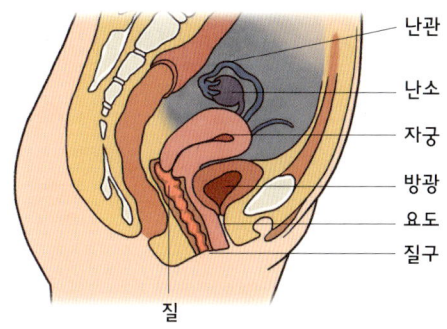

난관, 난소, 자궁, 방광, 요도, 질구, 질

난자 확대도

약 0.2밀리미터

자궁 태아가 자라는 방
난소 태아의 근원인 난자가 만들어지는 곳인데, 좌우에 하나씩 있어요.
질 자궁에서 몸 밖까지 이어져 있는 관으로 태아와 월경혈이 지나가는 길이에요. 잘 벌어져요.
난관 난자를 난소에서 자궁으로 운반하는 관

▶ 난소에는 약 200만 개의 난자가 있어요.
▶ 난자의 지름은 약 0.2밀리미터예요.

Q & A

Q 여성은 하반신에 구멍이 세 개 있다고 들었는데 정말이에요? (11세)

A 맞아요. 요도구와 항문 그리고 그 사이에 질구가 있어요. 14쪽에 있는 외생식기 그림을 다시 한번 살펴보세요. 월경을 할 때 나오는 피는 질구에서 나와요. 질구는 아기가 태어나는 산도와 이어져 있어요. 질구는 평소에는 닫혀 있어요. 아무도 없는 곳에서 살펴보도록 하세요.
반면 남성은 요도구와 항문 두 개뿐이에요.

Q 거울로 제 생식기를 봤더니 색이 이상했어요. 혹시 병에 걸린 것 아닌가요? (16세)

A 몸의 각 부분마다 특징이 있듯이 생식기도 색과 모양이 다 다르니까 걱정하지 않아도 돼요. 청소년기에 들어서면 대음순에는 털이 나고 소음순은 색이 거무스름해지기도 하는데, 그건 모두 어른이 되어 가며 나타나는 변화예요. 특히 소음순의 색과 모양은 사람마다 다르답니다.

Q 생식기에 볼록 튀어나온 부분이 있어요. 전 오줌이 나오는 곳이라고 생각했는데 아니래요. 어떤 역할을 하는 곳인가요? (15세)

A 그곳을 음핵이라고 해요. 생식기 중에서 아기를 낳는 것과 관계가 없는 부분이라고 조심하지 않는 사람도 있어요. 그런데 이곳은 아주 민감하고, 살살 만지면 기분이 좋아지는 곳이에요. 내 몸은 아주 좋은 것이라는 걸 느끼기 위해 있는 부분이지요.

03 여성의 2차 성징

성징이란 성별을 나누는 형태적인 특징을 말해요. 태어날 때부터 알 수 있는 생식기의 차이를 1차 성징이라고 해요. 초등학교 고학년이 되면 남녀의 특징이 두드러지게 나타나는데 이를 2차 성징이라고 해요. 이때는 몸이 아이에서 어른으로 급격하게 변해 가는 시기로, '사춘기'라고 부르기도 해요.

여자아이는 가슴이 봉긋하게 올라오기 시작하고, 겨드랑이와 생식기 주변에 털이 자라고, 피하 지방이 늘어나서 몸매가 동그스름해져요. 친구들과 비교하며 '가슴이 작다.', '생식기 색이 이상하다.', '벌써 월경을 했다.' 같은 걱정들이 많아져요. 하지만 2차 성징의 속도는 사람마다 달라요. 이때는 몸뿐만 아니라 마음도 어른이 되어 가는 시기지요.

어른의 몸으로 변해요

여성의 2차 성징은 대부분 아기를 낳을 준비를 위한 변화예요. 변화는 몇 년에 걸쳐 일어나기도 하고, 짧은 기간에 일어나기도 해요. 변화의 순서는 대충 정해져 있어요.

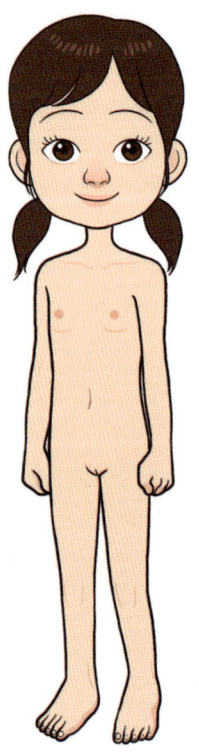
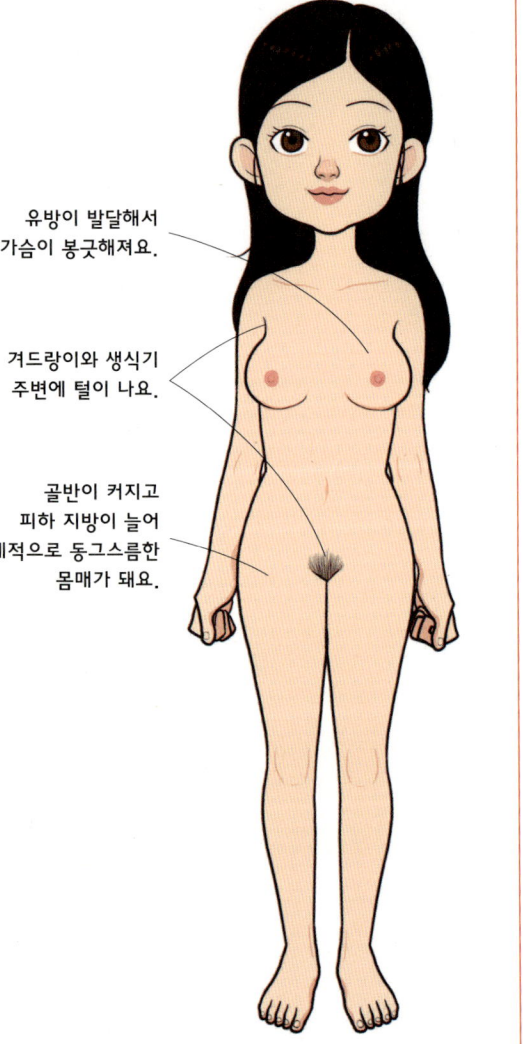

유방이 발달해서 가슴이 봉긋해져요.

겨드랑이와 생식기 주변에 털이 나요.

골반이 커지고 피하 지방이 늘어 전체적으로 동그스름한 몸매가 돼요.

2차 성징은 사람마다 다르게 나타나요

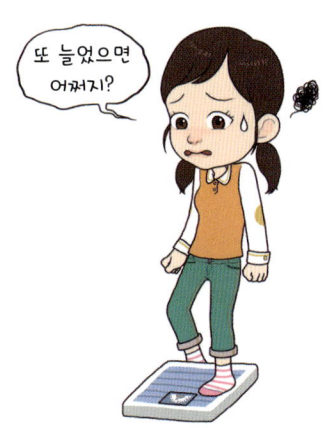

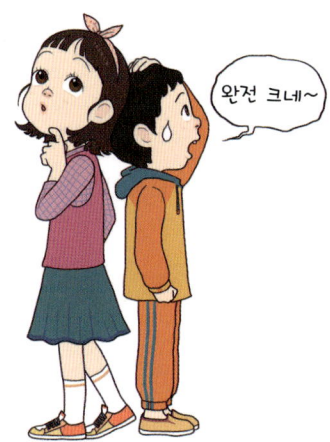

▶ 성장기에는 몸무게가 늘고 키도 쑥쑥 자라요. 이때 무리해서 살을 빼려다가는 도리어 키가 자라지 않을 수도 있어요.

▶ 평균적으로 여자가 남자보다 더 빨리 성장해요.

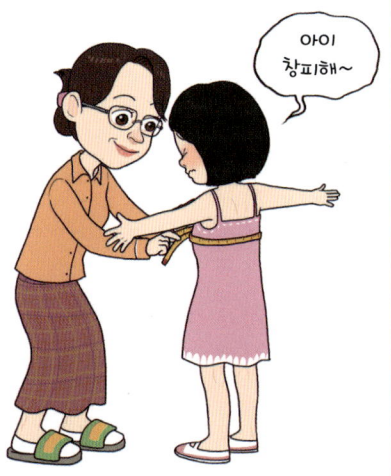

▶ 신체 검사 날이 되면 괜히 가슴이 두근거려요. 창피하기도 하고 다른 아이들이 신경 쓰이기도 해요. 2차 성징은 사람마다 다른 때에 다른 양상으로 나타나요. 신체 검사를 자신의 성장 변화를 확인할 수 있는 기회로 삼으세요.

💗 선생님의 도움말

2차 성징이 시작되면 몸과 마찬가지로 마음에도 큰 변화가 나타나요. 언제까지나 아이로 머물고 싶다가도 성장이 빠른 다른 친구들을 보면 불안해져요. 이건 조금도 이상한 일이 아니에요.
특히 겉모습에 더 많이 신경이 쓰여요. 이성에 관심도 생기고, 이성과 가까이 지내며 사귀고 싶은 마음이 싹트고, 멋지게 보이고 싶어서 꾸미는 데에도 흥미가 생겨요. 좋아하는 사람에게 적극적으로 다가가고 싶은데 자연스럽게 말을 걸기가 쉽지 않고, 가슴이 두근거리고 어색해져서 어떻게 하면 좋을지 망설여질 때도 있어요. 상대방의 마음이나 기분을 무시하고 행동해 버려서 상처를 주는 일도 있어요. 이런 모든 것은 멋진 어른으로 다시 태어나기 위한 중요한 과정이에요.

Q & A

Q 저는 반에서 키가 제일 큰데 남자애들이 '키다리'라고 놀려요. 정말 짜증나는데, 어떡하면 좋을까요? (13세)

A 반대로 키가 크지 않아서 고민하는 친구들도 많이 있어요. 반에서 제일 키가 크다고 했는데, 여자는 초등 고학년부터 중학교 1학년 정도까지 키가 빨리 자라요. 반면 남자는 중학교 2학년 정도부터 크기 시작하기 때문에 언젠가 '키다리'라고 놀리던 친구에게 따라잡히는 날이 올지도 몰라요. 그러니 놀리는 친구에게 "놀리지 마. 좀 있으면 네가 나보다 더 클 거야."라고 너그럽게 말해 주세요.

Q 어른이 되고 싶지 않아요. 가슴이 나오고, 월경을 하고, 생식기에 털 나는 게 싫은데 왜 어른이 되는 거죠? (14세)

A 친구의 불안한 기분을 잘 알 거 같아요. 하지만 몸의 변화는 사람의 힘으로 어찌할 수가 없어요. 월경을 하고 가슴이 나오는 건 아이에서 어른으로 성장하는 과정이에요.
주변에 멋진 어른을 찾아보면 어른이 되는 것도 나쁘지 않다는 생각이 들지 않을까요? 틀림없이 본보기가 될 만한 멋진 어른이 있을 거예요.

04 봉곳한 가슴

유방은 10~11세 무렵부터 나오기 시작해서 26세 정도까지 커져요. 사람에 따라 유방이 커지기 시작하는 시기와 크기는 차이가 있어요. 유방이 나올 때 손으로 만져 보면 몽우리가 잡히고 부딪히면 아프기도 해요.
가슴은 왜 초등학교 때부터 조금씩 나오기 시작할까요? 그건 앞으로 다가올 임신, 출산을 미리 준비하기 위해서예요. 준비에는 오랜 시간이 필요해요.

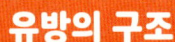 유방의 구조

봉곳한 유방은 피하 지방으로 이루어져 있고, 그 안에 젖샘이 들어 있어요.
젖샘은 젖(모유)을 만드는 기관이에요.
피하 지방은 젖샘을
보호하는 역할을 해요.

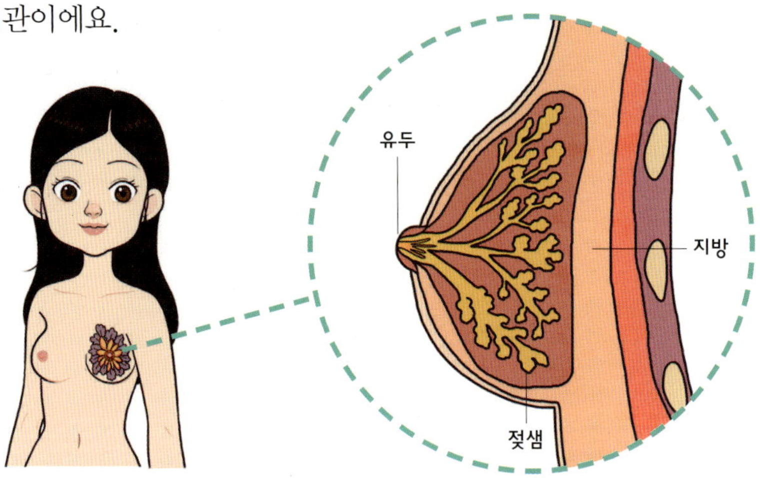

유두 / 지방 / 젖샘

가슴의 성장

여성 호르몬의 분비가 늘어나면서 유방이 발달해요. 가슴 크기는 사람의 체질에 따라 달라요.

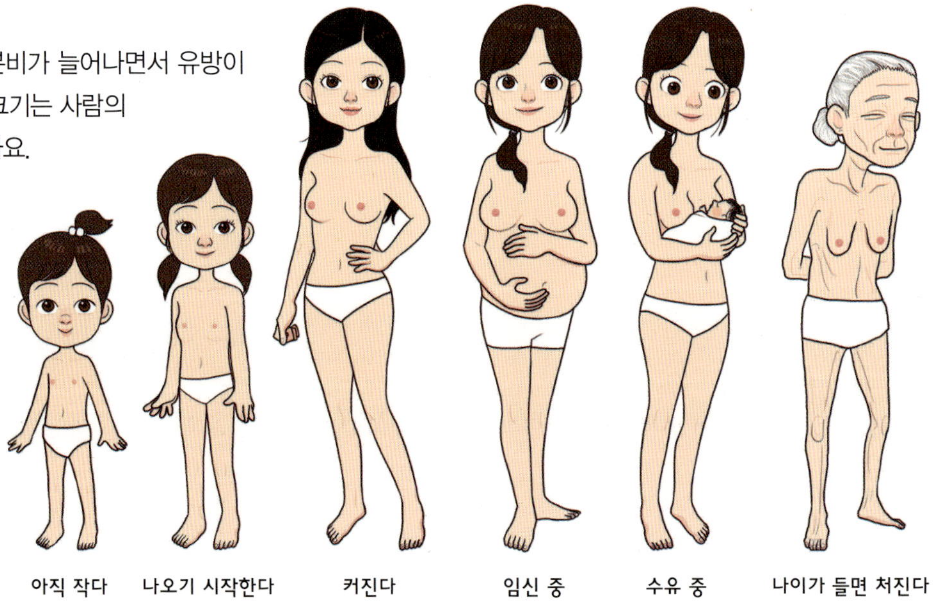

아직 작다 / 나오기 시작한다 / 커진다 / 임신 중 / 수유 중 / 나이가 들면 처진다

브래지어의 종류와 착용법

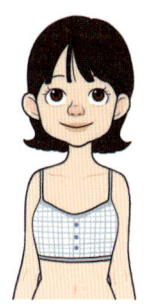
주니어 브래지어
유두의 간격이 넓고 가슴이 작은 사람이 착용해요.

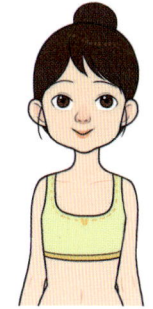
스포츠 브래지어
운동할 때 몸의 움직임에 맞게 밀착돼요.

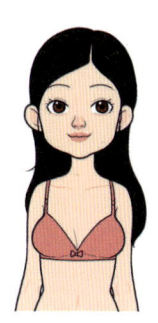
와이어 브래지어
가슴이 봉긋 솟아 보이게 만드는 데 도움이 돼요.

이 외에도 컵과 형태, 디자인에 따라 다양한 브래지어가 있어요. 브래지어를 살 때는 가슴둘레와 가슴을 감싸는 크기를 고려해서 몸에 맞는 것을 사야 해요. 처음 구입할 때는 엄마나 다른 믿을 만한 여자 어른과 함께 가서 판매원과 상의한 후 정하는 게 좋아요.

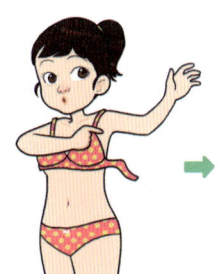
① 양쪽 어깨 끈을 어깨에 걸고

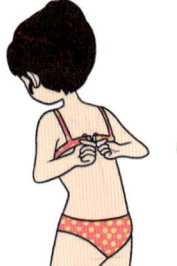
② 손을 뒤로 돌려 고리를 걸어요.

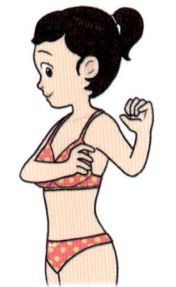
③ 컵 안에 가슴이 쏙 들어가게 맞춰요.

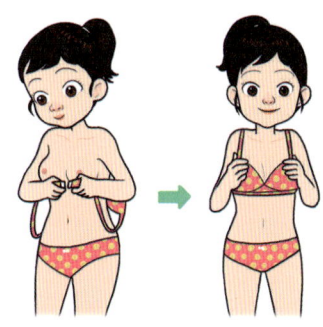
고리를 앞에서 채운 다음에 뒤로 돌려서 입어도 돼요.

Q & A

Q 가슴에 몽우리 같은 것이 잡히는데 혹시 병에 걸린 건가요? (12세)

A 가슴 몽우리는 젖샘이 발달하고 있다는 증거예요. 젖샘이 발달하면 유방도 점점 더 커져요. 젖샘을 지키기 위해 지방이 발달하는 거니까 안심해요.

Q 브래지어는 언제부터 하는 게 좋을까요? (15세)

A 가슴이 나오는 시기는 사람마다 달라요. 달릴 때 가슴이 흔들려서 불편하거나 신경 쓰이면 브래지어를 하세요. 가슴이 고정되어서 움직이기 편해져요.

선생님의 도움말

젖꼭지 모양이 다른 사람과 달라서 걱정인가요? 얼굴 생김새나 몸매가 사람마다 다른 것처럼 젖꼭지 모양이나 크기, 색깔도 다 달라요. 젖꼭지가 쏙 들어가 있어도 생활에 큰 지장은 없으니까 걱정하지 않아도 돼요. 그래도 걱정이 된다면 엄마나 보건 선생님, 산부인과 의사 선생님에게 상담해 보세요.
또 가슴이 크면 좋겠다고 생각하는 사람도 있어요. 유방은 대부분 피하 지방으로 이루어져 있기 때문에 지방이 어떻게, 얼마나 붙어 있느냐에 따라 크기와 모양이 달라요. 유전되는 경우가 많으니까 크든 작든 자기에게 어울리는 가슴에 자신감을 가지세요.

05 월경

여자아이는 사춘기가 되면 자궁에 변화가 와요. 한 달에 한 번 난소에서 난자가 나오는데, 이 난자는 끝이 나팔꽃처럼 생긴 난관채에 잡혀 자궁 쪽으로 보내져요.

정자와 난자가 결합하는 것을 수정이라고 해요. 수정이 일어날 때를 대비하여 자궁 내막의 벽은 혈액과 영양분으로 두꺼워져요. 수정이 되지 않으면 자궁 내막은 떨어져서 질을 지나 질구 바깥으로 나와요. 이것이 월경혈, 즉 피예요. 흔히 생리라고 부르는 월경은 보통 한 달에 한 번, 3~7일 동안 해요.

처음 하는 월경을 초경이라고 해요. 속옷에 갈색 이물질이나 피 같은 게 묻어 있으면 초경이 시작됐다는 신호예요.

월경은 언제 처음 시작하나요?

조사에 따르면 평균 11.7세에 초경을 시작한다고 하는데 보통 12~14세 사이에 많이 해요. 체질에 따라 1년 정도 늦거나 빠를 수 있어요.

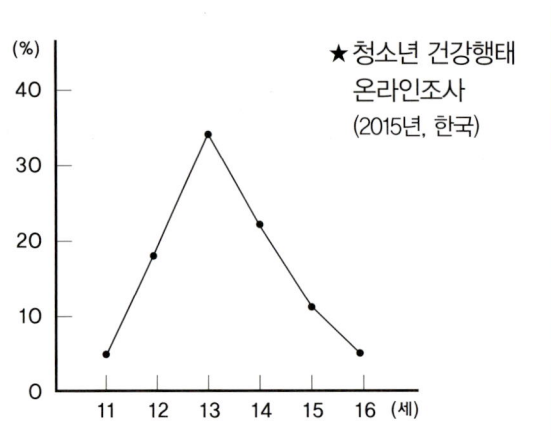

★ 청소년 건강행태 온라인조사 (2015년, 한국)

월경의 원리

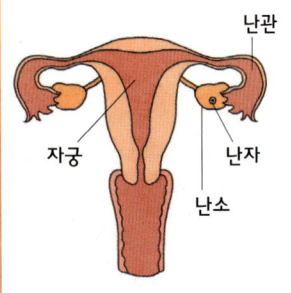

① 난소 안의 난자가 성숙해요.

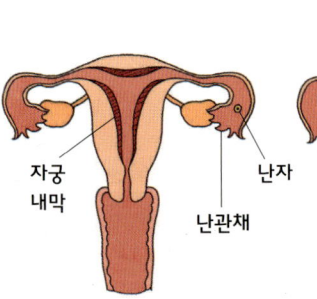

② 난자가 난소에서 나와 난관으로 들어가요. 이것을 배란이라고 해요.

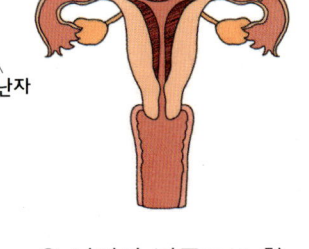

③ 난자가 자궁으로 향하고 자궁 내막 벽이 점차 두꺼워져요.

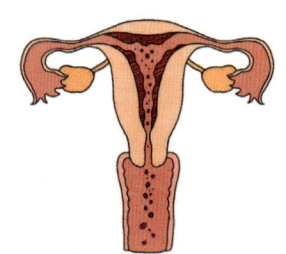

④ 정자와 만나 수정되지 않으면 혈액과 영양분이 질구 밖으로 빠져나와요. 이것이 월경혈이에요.

월경 주기에 따라 몸 상태가 변해요

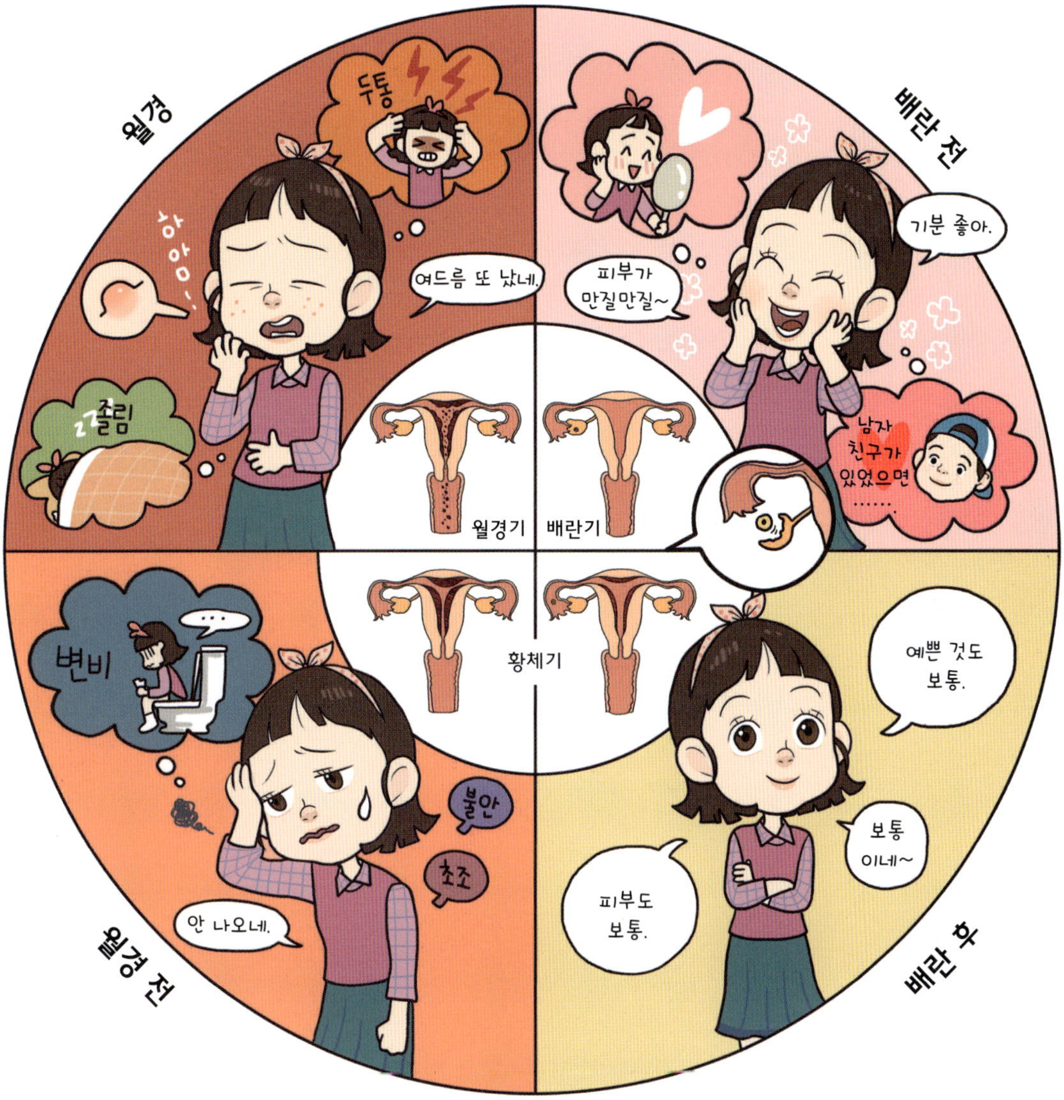

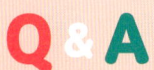

Q & A

Q 가끔 속옷에 더러운 게 묻어 있어요. 병에 걸린 거 아닌 가요? (13세)

A 질에서 나오는 분비물을 냉, 또는 대하라고 해요. 병에 걸렸다고 오해하거나 더럽다고 생각하지만 실은 중요한 역할을 해요. 냉은 질 안으로 균이 들어가는 것을 막아 주고 질 안이 건조하지 않도록 지켜 주지요. 초경이 시작되기 1~2년 전부터 보여요. 질에서 막 나왔을 때는 투명하거나 우윳빛에 가까운데 공기와 만나면 누렇게 변하고 치즈 같은 시큼한 냄새가 나요. 만져 보면 끈끈하지요.

Q 저는 월경을 10일이나 하는데 다른 애들은 5일에서 일주일 정도면 끝난대요. 이렇게 오래 하는 건 뭔가 잘못된 걸까요? (14세)

A 초경을 시작하고 나서 얼마 동안은 날짜, 피의 양, 주기가 일정하지 않아요. 크게 걱정할 필요는 없지만 불안하거나 몸 상태가 좋지 않으면 어른과 의논해서 산부인과 의사 선생님을 만나 보는 것도 좋겠지요.

06 월경 준비

초경이 찾아올 때를 대비해서 필요한 것을 준비해 봐요. 위생 팬티와 생리대를 마련해 두어야 해요. 어떤 게 좋을지는 엄마나 보건 선생님에게 상담해 보세요. 만약 생리 용품을 갖고 있지 않을 때 월경을 시작했다면 우선 휴지를 겹쳐서 팬티에 끼우세요. 학교에서 시작했다면 보건 선생님에게 가서 생리대를 받으세요.

월경이 시작한 날과 끝난 날을 수첩이나 휴대폰 앱에 기록해 두면 다음 달 월경을 언제 할지 예상할 수 있어요. 월경은 50세 전후까지 계속해요.

위생 팬티

월경하는 날 입으면 좋은 팬티예요. 피가 새거나 뭉치지 않고, 피가 묻었을 때도 잘 지워져서 편리해요.

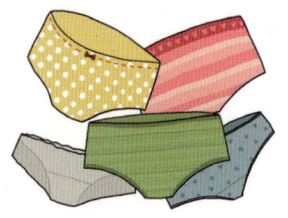

월경 달력

수첩이나 휴대폰에 월경이 시작하는 날과 끝나는 날을 기록하세요.

생리대의 종류와 사용법

양이 많을 때나 적을 때, 밤인지 낮인지에 따라 적합한 생리대가 있어요. 수영이나 심한 운동을 할 때는 피가 새지 않도록 탐폰을 사용할 수 있어요.
생리대는 너무 오랜 시간 사용하면 안 돼요. 다 쓴 생리대는 새로 갈 생리대 포장지로 잘 싸서 휴지통에 버려야 해요. 화장실에서 나올 때는 반드시 변기나 바닥에 피가 묻지 않았는지 확인해요.
작은 주머니에 생리 용품을 넣어 가지고 다니면 깨끗하게 보관할 수 있어요.

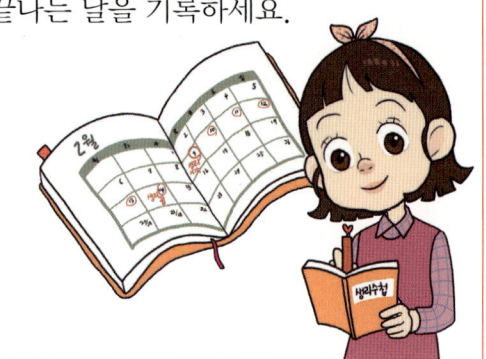

롱 사이즈   날개형   일반형   팬티라이너   탐폰

면 생리대

일회용 생리대가 나오기 전에는 면으로 만든 생리대를 썼어요. 휴대하기 어렵다는 이유로 면 생리대의 사용이 줄어들었는데, 최근에는 휴대하기 좋게 만든 면 생리대가 나오면서 사용하는 사람이 늘고 있어요. 면 생리대는 공기가 잘 통해서 건강에 좋고 쓰레기를 만들어 내지 않아서 환경 보호에도 도움이 돼요.

월경할 때 나타나는 증상과 대처 방법

1. 월경통이 있을 때 참기 어려우면 진통제를 먹어도 괜찮아요.
2. 이유 없이 초조하고 불안할 때는 음악을 듣거나 과자를 만드는 등 취미 활동을 하면서 기분 전환을 해요.
3. 가벼운 월경통이 있거나 기분이 우울할 때는 온찜질 등으로 몸을 따뜻하게 하고, 따뜻한 차를 마시며 마음을 느긋하게 가져 봐요.
4. 그래도 도무지 통증이 가시지 않을 때는 하루 쉴 수 있어요.

여성 근로자는 한 달에 한 번씩 생리 휴가를 신청할 수 있고, 여학생들도 월경 기간 동안 한 달에 한 번 학교에 가지 않아도 결석으로 처리되지 않아요.

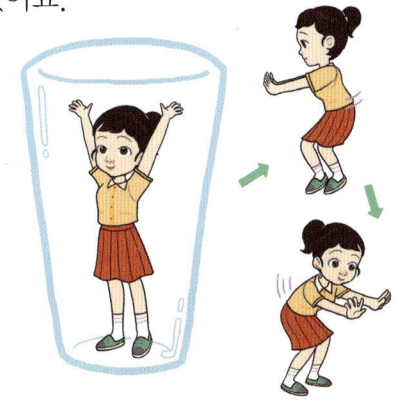

월경통 해소에 도움이 되는 체조

컵 안에 들어 있다고 생각하고 양손으로 컵 안쪽을 닦아요. 두 발을 살짝 벌리고 서서 위에서 아래로 닦아요. 발이 움직이지 않도록 하는 게 중요해요.

Q & A

Q 잘 때 생리대를 두 장 겹치는데도 피가 새서 잠옷이랑 이불에 묻어 버려요. 어떻게 하면 좋을까요? (13세)

A 잘 때 쓰는 길고 두꺼운 생리대나 팬티형 생리대가 있으니 한번 써 보세요. 그리고 피가 묻은 옷은 빨리 빨도록 하세요. 뜨거운 물에 빨면 피가 엉겨서 잘 지워지지 않으니 반드시 차가운 물에 빨아요. 전용 세제도 있으니 그걸 써 보는 것도 좋겠어요.

Q 월경할 때 우울하고 배가 아파서 움직이기가 싫은데, 어디가 안 좋은 건가요? (13세)

A 호르몬의 영향으로 기분이 우울해지기도 하고 머리가 아프기도 해요. 월경은 기본적으로는 통증이 없어요. 그러나 10대, 20대 때는 자궁이 아직 성숙하지 않아 수축이 잘 되지 않고 산도가 좁기 때문에 월경혈 배출이 원활하지 않아서 통증이 일어나기도 해요. 그럴 때는 배를 따뜻하게 하고 체조 등으로 긴장을 풀어 주세요. 그래도 참기 힘들면 진통제를 먹어 통증을 가라앉힐 수 있어요.

07 남성의 생식기

남성의 생식기도 눈에 보이는 외생식기와 몸 안에 있는 내생식기로 나뉘어요.
오줌이 나오는 가늘고 긴 곳을 음경, 그 아래 주머니를 음낭이라고 해요. 음낭 안에는 좌우로 한 개씩 고환이 들어 있는데, 사춘기가 되면 이곳에서 생명의 근원이 되는 정자를 1초에 1,000개, 하루에 약 7,000만 개를 만들어 내요. 정자는 정낭과 전립샘에서 만든 액체와 섞여 정액이 되는데, 요도를 통해 음경 끝으로 나와요. 즉 음경은 생식 기관이자 오줌을 내보내는 비뇨 기관이에요.
고환은 남성 호르몬을 만드는 일도 해요. 목소리에 변화가 오거나 수염이 나는 것은 이 남성 호르몬의 영향이에요.

눈에 보이는 외생식기

음경 끝의 동그란 부분을 귀두라고 해요.
음낭 안에는 고환이 좌우에 하나씩 두 개가 있어요.

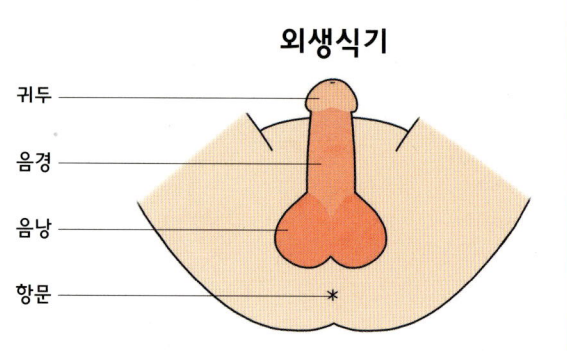

외생식기
- 귀두
- 음경
- 음낭
- 항문

Q & A

Q 음낭은 왜 몸 밖에 있어요? (10세)
A 정자가 만들어지는 고환은 열에 아주 약해서 체온 정도의 열만 있어도 정자가 만들어지지 않아요. 음낭이 몸 밖에 늘어져 있는 것은 체온으로 고환의 온도가 올라가는 것을 막기 위해서예요. 음낭에 주름이 많은 것도 표면적을 늘려서 온기를 잘 발산하기 위한 구조예요. 반대로 추울 때는 음낭이 위축되어 배 쪽으로 들러붙어요. 이처럼 음낭은 체온에 따라 늘어났다 줄어들었다 해요.

Q 음낭을 부딪혔는데 죽을 것처럼 아팠어요. (11세)
A 음낭과 고환에는 통증을 느끼는 신경이 모여 있어 아주 민감해요. 아주 중요한 곳이므로 함부로 다루지 말라고 그렇게 만들어졌는지 모르겠네요.

Q 정액은 더러운 거 아닌가요? (13세)
A 정액은 몸 안에서 만들어지는 것이므로 아주 청결한 액체예요. 다만 음경을 통해 밖으로 나와 공기와 만나면 정자가 죽고 금방 세균이 늘어나요. 손이나 속옷에 묻은 정액은 얼른 씻어 내야 해요.

Q 제 음경은 작고 구부러져 있는데 이상한 건가요? (15세)
A 음경은 30세 정도까지 자라요. 음경의 역할은 오줌을 누는 것과 사정을 하는 것이에요. 사정을 하려면 발기가 돼야 하는데 그것만 된다면 길이가 짧든 구부러져 있든 걱정할 필요가 없어요. 음경의 크기와 모양은 남자다움과 전혀 상관이 없어요.

몸 안에 있는 내생식기

생식기의 측면도

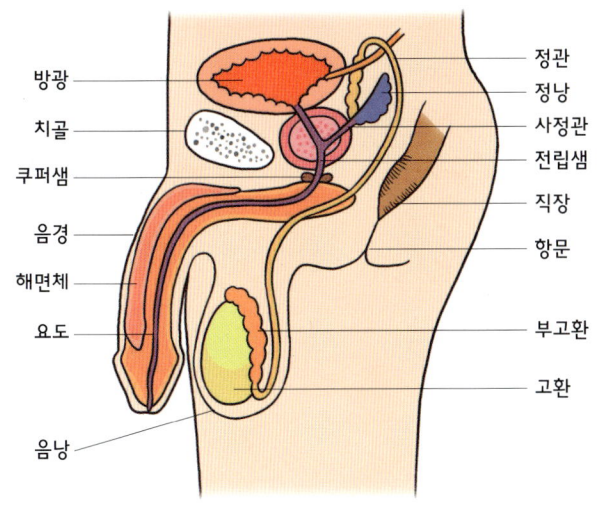

방광은 신장에서 만들어진 오줌을 모아 두는 곳이에요. 전립샘은 아랫배 중앙에 있어요.

정자는 고환⇒정낭⇒전립샘을 거쳐 음경의 요도관으로 나오는데, 이들은 정관과 요도관으로 이어져 있어요.

생식기의 정면도

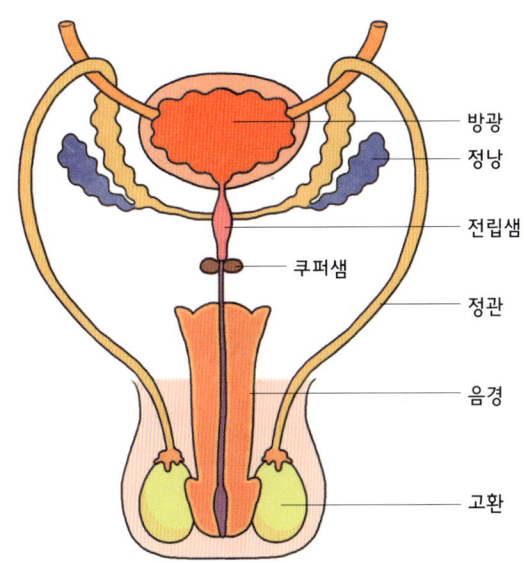

고환의 단면도

고환 안에는 용수철처럼 꼬불꼬불한 정세관이 많이 있어요. 그 안에서 정자가 만들어져요.

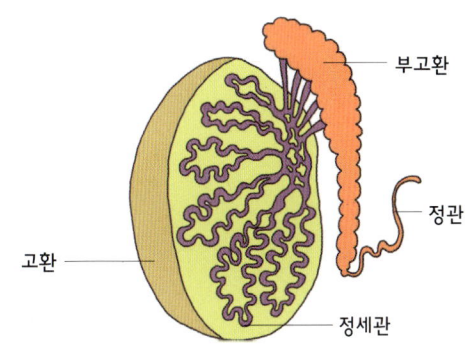

음경의 단면도

음경은 해면체라는 부드러운 조직과 혈관으로 이루어져 있어요. 음경 아래쪽에는 정액과 오줌이 지나가는 요도가 있어요.

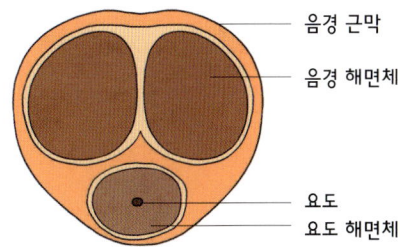

방광 신장에서 만들어진 오줌을 모아 두는 곳
정낭 정액을 생산하는 곳
전립샘 정자의 운동을 활발하게 하는 액체를 분비해요.
정관 정자를 정낭으로 내보내는 관
음경 생식기와 비뇨기의 역할을 해요.
고환 정자를 만들고 남성 호르몬을 분비해요.

08 남성의 2차 성징

성징이란 성별을 나누는 형태적인 특징을 말해요. 태어날 때부터 알 수 있는 생식기의 차이를 1차 성징이라고 해요. 초등학교 고학년이 되면 남녀의 특징이 두드러지게 나타나는데 이것을 2차 성징이라고 해요.

남자는 보통 근육이 발달하고 어깨가 벌어져요. 생식기 주변, 겨드랑이 밑, 다리 등에 털이 나고 수염도 나기 시작해요. 목이 굵어지면서 한가운데에 울대뼈가 불룩 튀어나오고, 목소리도 낮아져요. 음경과 음낭도 커지고 색이 거무스름해져요.

이런 몸의 변화는 사람에 따라 차이가 있어요. 초등학교 5학년에 겨드랑이에 털이 나는 사람이 있는가 하면 고등학생이 되어도 변성기가 오지 않는 사람도 있어요. 또 변성기는 왔는데 생식기에 털이 나지 않고, 음경도 작은 상태로 있는 등 발달의 순서나 정도가 사람마다 많이 달라요. 그러나 결국 25세에서 30세 사이에 다 성장해서 어른의 몸이 돼요. 몸의 변화는 각자의 개성 가운데 하나라 할 수 있지요.

어른의 몸으로 변해요

2차 성징이 나타나는 시기와 변하는 신체 부위, 정도는 사람마다 달라요.

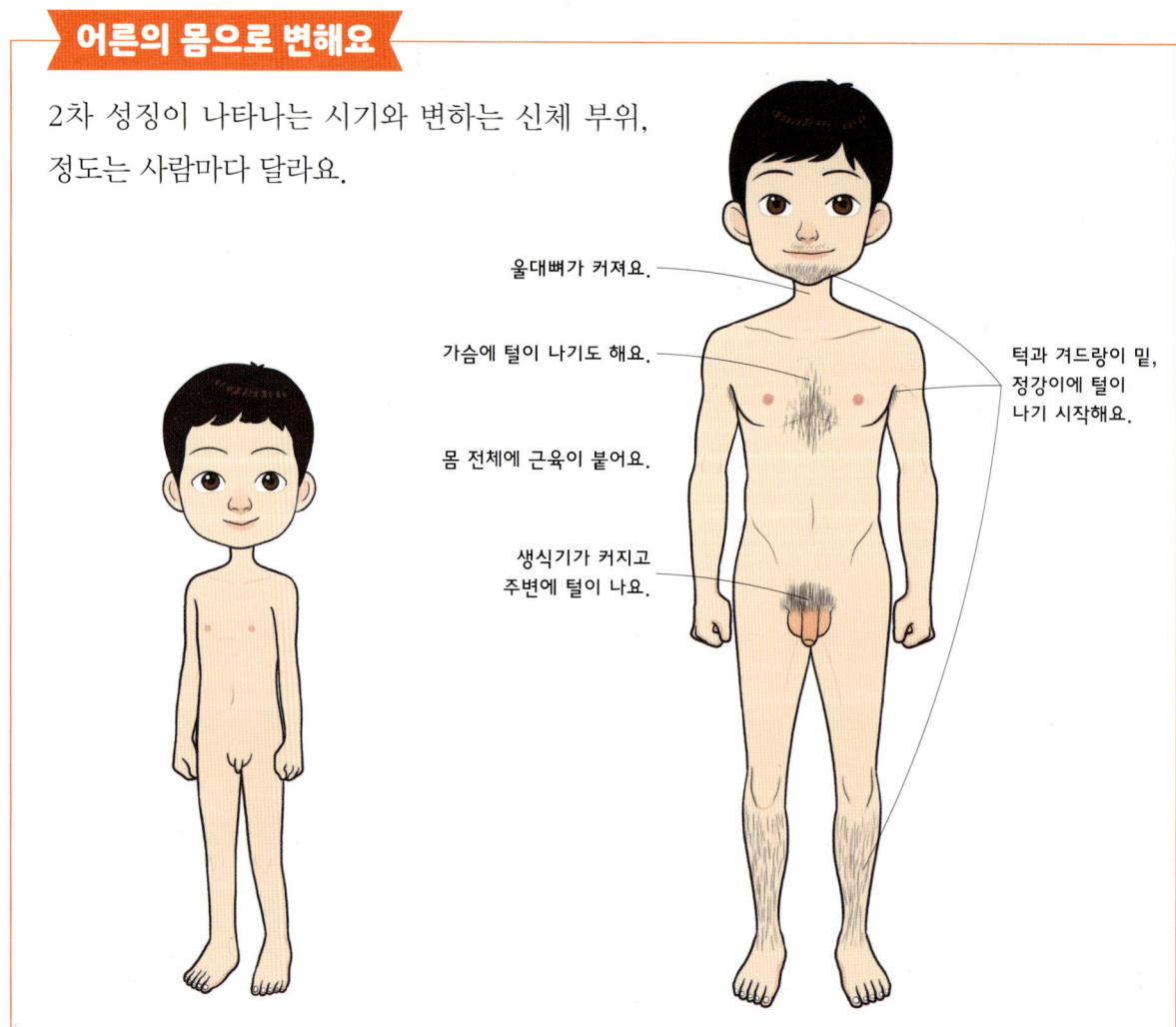

- 울대뼈가 커져요.
- 가슴에 털이 나기도 해요.
- 몸 전체에 근육이 붙어요.
- 생식기가 커지고 주변에 털이 나요.
- 턱과 겨드랑이 밑, 정강이에 털이 나기 시작해요.

목소리가 변해요

변성기가 되면 목소리 톤이 높아졌다 낮아지기도 하고, 목이 쉬거나 소리가 갈라지기도 해요. 시간이 지나 후두가 다 성장하면 목소리가 굵고 낮아져요. 후두가 점차 커지고 앞으로 튀어나오면서 겉으로도 두드러져 보여요.
목소리가 변하는 시기는 사람마다 달라서 초등학생 때부터 달라지기도 하고, 고등학생이 되어서야 바뀌는 사람도 있어요.

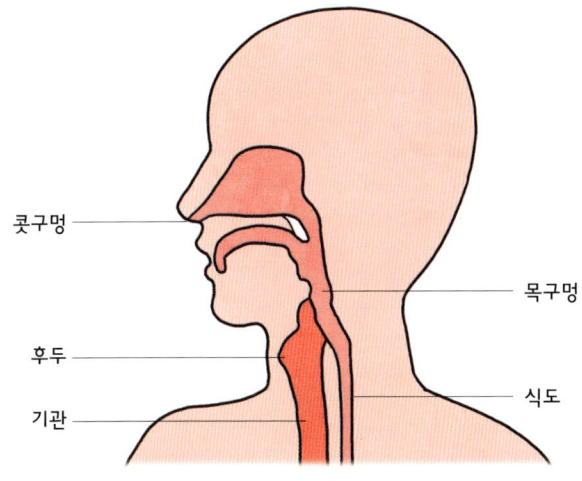

기관 공기가 지나는 길
식도 음식물이 지나는 길
후두 소리를 내고 이물질이 기도로 들어가는 것을 막아요.

몸에 난 털은 어떻게 하나요?

사춘기 남자아이들의 얼굴과 가슴, 팔, 다리에 나는 털은 사람마다 달라요. 털이 거의 없는 사람도 있고 엄청 많이 나는 사람도 있어요.
기호의 문제이기 때문에 신경이 쓰이면 손질을 해 주면 돼요.

Q & A

Q 2차 성징은 왜 일어나는 거예요? (11세)

A 남성의 2차 성징은 아이에서 어른으로 자라 자손을 남길 수 있도록 몸이 변화하는 거예요. 남성 호르몬의 작용으로 남자다운 몸으로 변해 가지요. 사춘기가 되면 뇌의 명령에 따라 고환에서 남성 호르몬이 많이 분비돼요. 호르몬은 몸 안에서 조금씩 만들어져 혈액을 따라 흐르면서 몸의 작용을 조절해요.

Q 변성기가 왔는데 목소리를 크게 내도 괜찮은가요? (12세)

A 몸이 변하고 있는 중간 단계니까 억지로 큰 소리를 내지 않는 편이 좋겠지요. 음악 수업을 할 때는 저음부에서 노래하세요. 시간이 지나면 자기만의 목소리가 만들어질 거예요.

Q 남자인데, 젖꼭지가 조금 나왔어요. (14세)

A 남자라도 조금씩 여성 호르몬이 만들어지고, 사람에 따라서는 일시적으로 여성 호르몬이 많이 분비되는 때도 있어요. 그 영향으로 젖꼭지가 커지기도 하는데, 크면서 점점 사라져요. 병도 아니고 이상한 것도 아니니까 걱정할 필요 없어요. 물론 계속 가슴이 커지고 젖꼭지도 커진다면 그때는 부모님과 병원에 가서 검진을 받아 보세요.

09 사정

고환이 성숙하기 시작하면 고환에 있는 많은 정세관이 두꺼워지고, 정자가 만들어져요. 생산된 정자는 고환 위에 있는 부고환에서 보관해요. 이와 동시에 정낭과 전립샘에서도 정자의 움직임을 돕기 위해 정액을 만들어요. 성적인 자극을 받으면 발기가 일어나 음경이 딱딱해지고 위로 향하게 되는데, 더 흥분하면 전립샘에서 정자와 액체가 섞여 정액이 만들어지고 음경 끝으로 나와요. 이것을 사정이라고 해요.

정액은 옅은 우윳빛이고 들큼한 특유의 냄새가 나는 끈적끈적한 액체예요. 사정은 10세에서 15세 사이에 처음 경험하는 경우가 많아요.

사정을 언제 처음 하나요?

남자의 사정 경험 비율

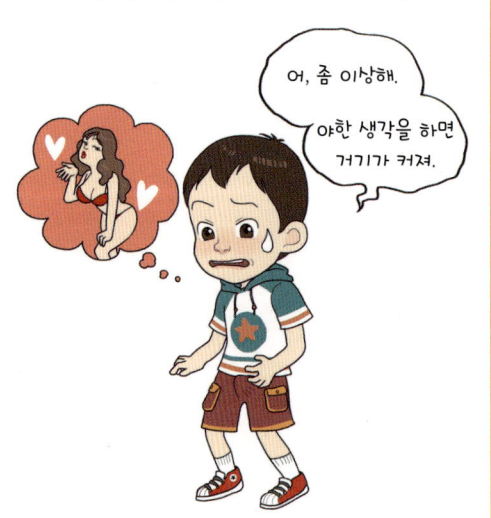

★ 청소년 건강행태 온라인조사 (2015년, 한국)

사정할 때 음경의 모습

많은 양의 혈액이 음경 해면체로 흘러 들어가면 음경이 발기해요. 음경의 요도 구로 사정을 해요. 사정할 때는 아주 강렬한 쾌감이 있어요.

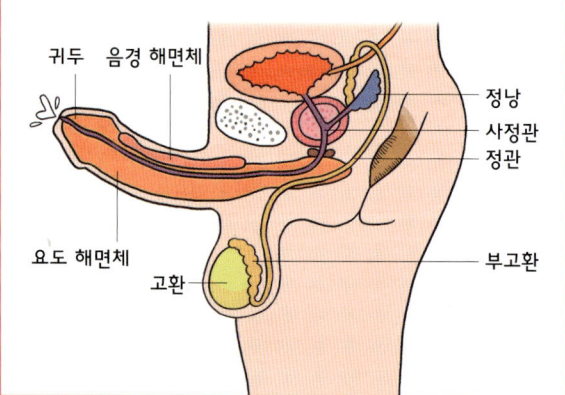

정자의 흐름

정자는 고환에서 만들어져서 부고환에 보관되어요. 그리고 정낭과 전립샘에서 만들어진 액체에 섞여 음경 끝으로 사정해요.

오줌과 정액

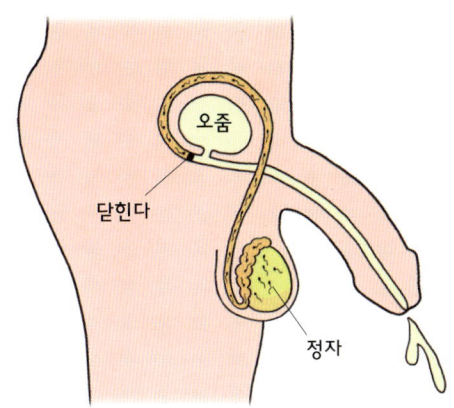
오줌을 눌 때

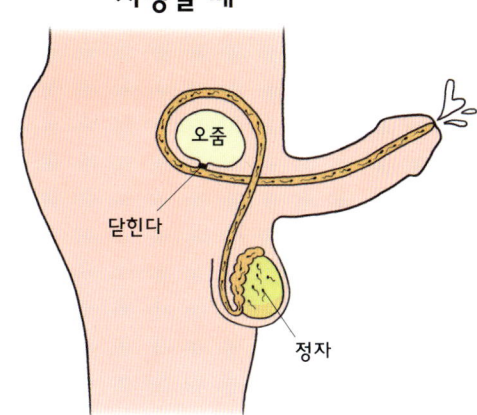
사정할 때

오줌과 정액은 둘 다 요도를 통해 밖으로 나와요. 요도 중간에 문 역할을 하는 근육이 있어서 때에 따라 열리고 닫히기 때문에 오줌과 정액이 같이 나오는 일은 없어요.

사정의 종류

몽정
정액이 가득 차 있을 때 성에 대한 꿈을 꾸거나 꿈 속에 좋아하는 여자 아이가 나오면 자다가 사정을 하기도 해요. 이것을 몽정이라고 해요.

유정
성관계 없이 자신도 모르게 사정하기도 하고, 운동을 하거나 자전거를 타는 등 몸에 힘을 주었을 때 사정하기도 해요. 이것을 유정이라고 해요.

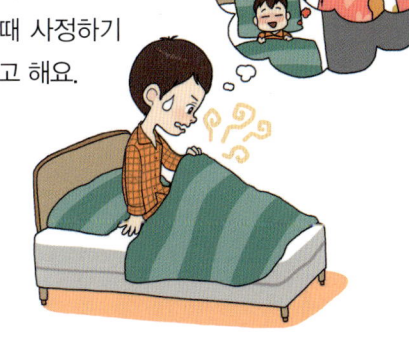

몽정, 유정, 자위(30쪽)는 누구나 하는 것이고, 부끄럽거나 더러운 일이 아니에요. 다만 매우 사적이고 은밀한 일이기 때문에 다른 사람에게 알려지지 않도록 하는 것이 예의예요.

Q & A

Q 수영장에서 갑자기 발기해서 창피했어요. 저 변태인가요? (13세)

A 성욕을 느끼는 것도, 자극을 받으면 발기하는 것도 남자로서 정상적인 발달이에요. 이상한 것도 변태도 아니죠. 그렇지만 다른 사람에게 들키고 싶지 않은 건 당연한 거예요. 다른 친구들도 마찬가지로 고민하고 있어요.

Q 아침에 일어났는데 팬티가 젖어 있어서 놀랐어요. (14세)

A 자는 사이에 몽정을 한 거예요. 사춘기 남자아이는 누구나 경험하는 일이므로 놀랄 일은 아니에요. 젖은 팬티는 몰래 깨끗이 빨아 두는 게 좋겠네요.

10 자위

자위는 스스로 자신의 생식기를 자극해서 성적인 만족을 얻는 행위예요. 남자의 경우 음경에 자극을 가해서 사정을 하지요. 여자의 경우도 자신의 음핵을 문지르거나 누르면서 성기를 자극해요. 사춘기 때 대부분의 남자아이들이 하고, 여자도 예외는 아니에요. 어른도 필요에 따라 하는 자연스러운 행위예요.

성에 대한 상상을 하거나 좋아하는 사람을 떠올리면서 하는 때가 많은데, 징그럽다든가 스스로 변태라고 생각하기 쉽지만 그렇지 않아요. 성적인 욕구는 자연스럽게 생기는 거예요. 다만 아주 사적이고 은밀한 행위이기 때문에 그것을 다른 사람과 이야기하거나 다른 사람에게 보이지 않는 게 좋겠지요.

자위는 자연스러운 행위예요

자위는 대부분의 아이들이 하는 자연스러운 행위예요.
남자든 여자든 자위할 때 딱딱한 도구를 사용하면 외생식기에 상처를 입힐 수 있으므로 사용하지 않는 게 좋아요. 또한 더러운 손으로 생식기를 만지면 세균이 들어가 감염될 수도 있기 때문에 주의해야 해요.

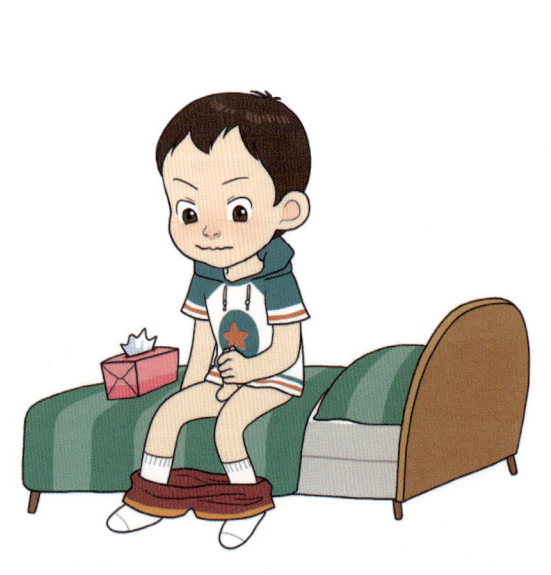

자위를 하고 난 후에는 스스로 잘 처리해야 해요.

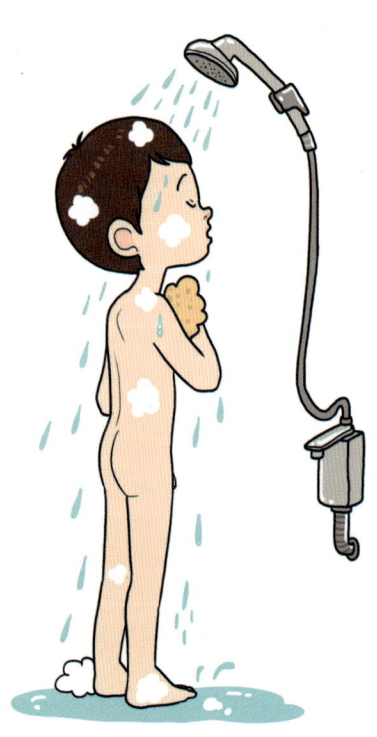

샤워를 해서 몸을 청결하게 하는 것도 중요해요.

좋아하는 사람을 떠올려요

성욕을 느끼고, 성에 대한 상상을 하거나 좋아하는 여자, 남자를 떠올리는 것은 지극히 정상적인 발달 과정이에요. 공상을 하는 건 자유지만, 실제로 다른 사람의 몸을 함부로 만지거나 들여다보는 것은 범죄예요.

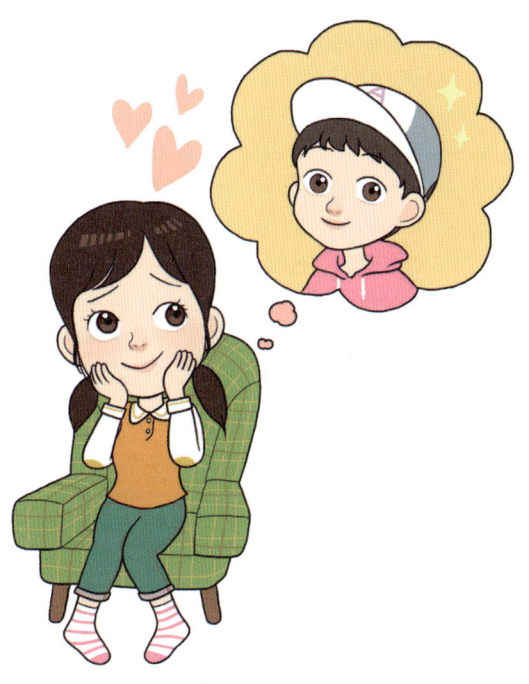

자위는 나만의 비밀이에요

자위는 다른 사람에게 이야기하거나 다른 사람에게 보이지 않도록 해요.

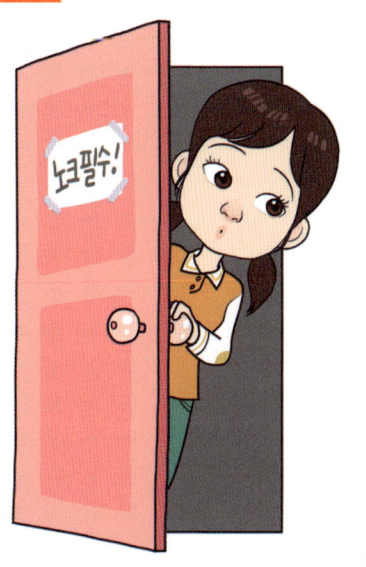

Q & A

Q 자위를 너무 많이 하면 음경이 상하지 않나요? (13세)

A 음경은 해면체라는 부드러운 조직과 혈관과 피부로 이루어져 있어요. 자위를 너무 자주 하거나 딱딱한 물건으로 문지르면 빨개지고 아프기도 하지만, 얼마쯤 지나면 원래대로 돌아와요. 상처를 입히지만 않는다면 괜찮아요.

Q 자위를 많이 하면 정자가 없어지거나 하지 않나요? (15세)

A 사춘기 때는 정자가 하루에 7,000만 개나 만들어져요. 없어질 염려는 없으니까 안심해요. 또 필요 이상으로 많이 만들어진 정자는 몽정으로 방출되기도 하고, 몸으로 흡수되어 몸 밖으로 배출돼요. 그러니까 음낭에 정자가 너무 많이 쌓여서 터지거나 하는 일도 없으니 안심해요.

Q 아침에 일어나면 야한 꿈을 꾼 것도 아닌데 음경이 서 있는 경우가 있어요. 왜 이러는 건가요? (14세)

A 야한 꿈을 꾸지 않더라도 방광에 오줌이 가득 차오르면 신경을 자극해 음경에 혈액을 보내어 발기하게 돼요. 이것을 새벽 발기라고 해요. 남자라면 누구나 경험하는 아주 자연스러운 현상이에요.

11 포경

귀두가 피부에 덮여 있어 밖으로 나와 있지 않은 것을 포경이라고 해요. 순우리말로 우멍거지라고 하지요. 음경을 감싸고 있는 포피를 뿌리 쪽으로 당겼을 때 귀두가 나오는 것을 가성 포경, 나오지 않는 것을 진성 포경이라고 해요. 가성 포경이라고 해서 따로 치료할 필요는 없어요. 음경을 청결하게 유지하기 위해 귀두 끝에 오물이 쌓이지 않도록 씻을 때 포피를 당겨서 귀두를 꺼내 씻어야 해요.

진성 포경도 샤워할 때 포피를 조금씩 벗기고 씻기를 반복하면 피부가 점점 늘어나서 한 달에서 석 달 정도면 대부분 귀두가 나오게 돼요.

의학적으로 적당한 길이의 포피를 잘라 내 귀두를 노출시키기도 하는데, 흔히 말하는 포경 수술이 바로 이거예요. 한국은 미국 문화의 영향으로 포경 수술을 많이 해 왔는데, 최근에는 꼭 할 필요는 없다는 의견도 있어요.

사람에 따라 음경의 모양도 가지가지

귀두가 포피에 덮여 있는 상태를 포경이라고 해요.
사람에 따라 벗겨지는 정도가 달라요.
포경은 안 좋은 거라는 인상이 있지만, 지극히 정상적인 상태예요.

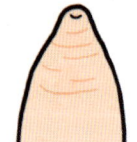 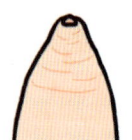 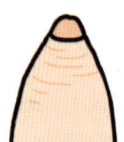 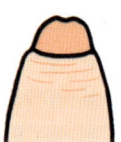 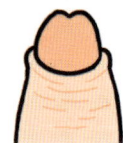 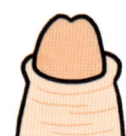 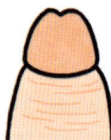

진성 포경

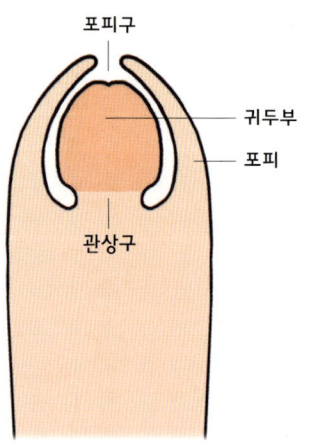

귀두가 나오지 않는 진성 포경이라도 걱정할 필요가 없어요. 포피를 벗겨 올리기를 반복하면 대부분 관상구가 보이는 상태가 돼요.

귀두가 포피에 싸여 있기 때문에 이 사이에 때나 찌꺼기가 쌓이면 세균이 번식해서 염증이 생겨요. 바로 귀두포피염이에요. 귀두포피염을 예방하기 위해서는 샤워할 때 음경을 깨끗이 씻어야 해요.

음경을 깨끗하게 씻어요

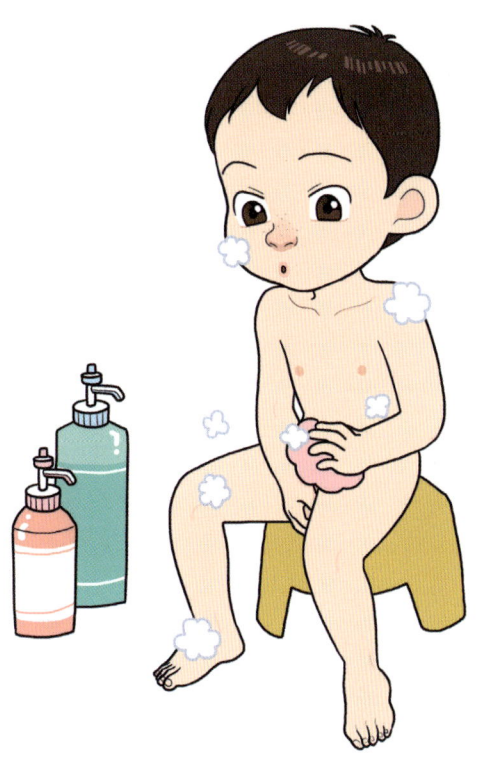

샤워할 때 포피를 당겨서 씻어야 해요. 아플 때까지 당겼다 놓기를 반복하면 포피구가 조금씩 늘어나요. 이렇게 여러 차례 반복해서 씻어 내도록 해요.

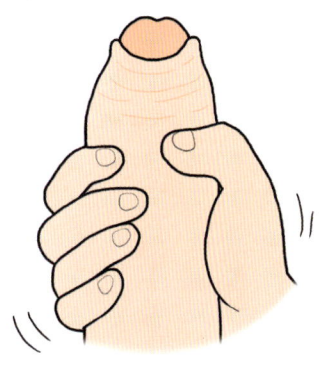

Q & A

Q 포경 수술을 아직 안 했는데, 수학여행 갈 생각을 하니 우울해요. (12세)

A 수술을 하지 않은 건 부끄러운 일이 아니에요. 예전에는 많은 사람들이 포경 수술을 필수라고 생각했지만, 최근에는 포경 수술을 꼭 할 필요는 없다고 말하는 사람도 있어요. 포경 수술과 상관없이 남에게 음경을 보이는 것 자체가 불편한 일이 될 수 있어요. 다른 사람의 시선이 신경 쓰일 때는 수건으로 가리면 돼요.

Q 진성 포경은 꼭 수술을 해야 하나요? (13세)

A 사춘기는 아직 발달 단계이기 때문에 당장 수술할 필요는 없어요. 포피를 벗겨서 씻기를 반복하다 보면 한 달에서 석 달이면 귀두가 나와요. 어른이 되어서도 진성 포경인 경우에는 비뇨기과 선생님과 의논하세요. 필요하다면 입원하지 않고도 피부를 자르는 간단한 수술을 해 줄 거예요.

Q 포경이라도 제대로 성관계를 할 수 있나요? (15세)

A 통증이 없다면 성관계 할 수 있어요. 진성 포경인 경우 발기하면 포피 끝이 당겨서 아플 수도 있지만, 벗겨지면 아픔도 없어져요.

Q 포경이면 아이를 못 낳는다고 들었는데 정말인가요? (13세)

A 발기가 되고, 성관계를 해서 사정을 하면 아기를 낳을 수 있어요. 아기를 낳는 능력과는 전혀 관계가 없어요.

Q 포피를 벗겨 보려고 했다가 아파서 관뒀어요. 벗기면 감염이 되나요? (15세)

A 포피를 벗겨도 그것만으로 감염이 되지는 않아요. 하지만 무리하게 벗기면 상처가 나거나 찢어질 수 있어요. 서두르지 말고 조심스럽게 천천히 하세요.

12 나의 소중한 곳

남자든 여자든 속옷을 입어요. 속옷으로 자신의 소중한 곳을 가리지요. 남자는 주로 생식기를 가리고 여자는 가슴과 엉덩이, 생식기를 가려요.

다치거나 아파서 부모님이나 의사 선생님에게 처치를 받을 때 말고는 자신의 소중한 곳을 다른 사람에게 쉽게 보여 주거나 만지게 해서는 안 돼요. 함부로 만지는 사람이 있으면 "싫어요.", "안돼요.", "만지지 마세요!", "내 몸이에요."라고 단호하게 말해요.

월경이나 자위 역시 아주 사적인 문제예요. 스스로 떠벌리고 다니거나 그 일로 다른 사람을 놀리거나 하면 안 돼요.

나의 소중한 곳을 지켜요

수영복이나 속옷으로 가리는 곳은 여러분의 아주 소중한 부분이에요.

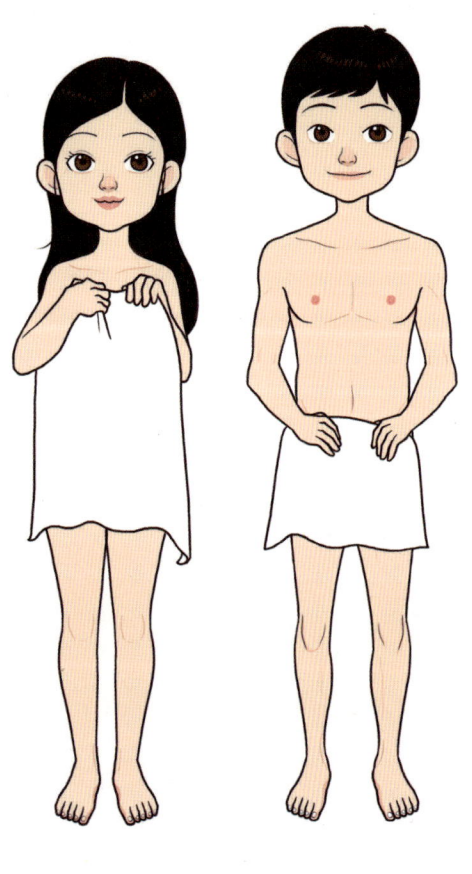

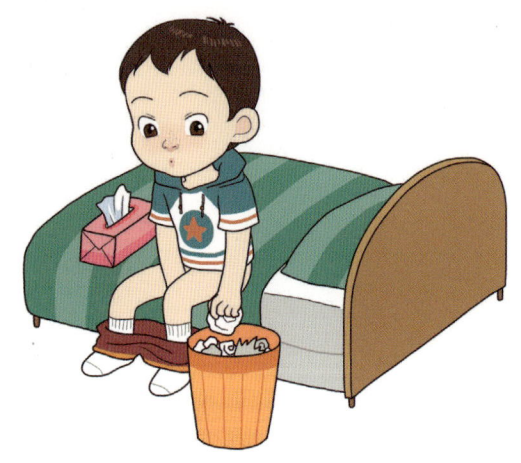

자위는 다른 사람에게 보이지 않는 곳에서 해요. 물론 뒤처리도 깔끔하게 해야겠지요.

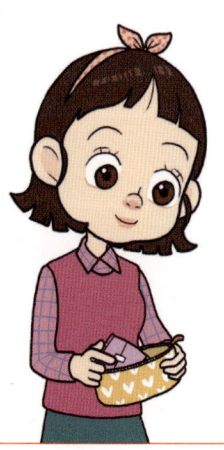

작은 주머니에 생리 용품을 넣어 가지고 다니면 깨끗하게 보관할 수 있어요.

다른 사람의 사생활을 지켜요

신체 변화는 지극히 사적인 문제이므로 함부로 이야깃거리로 삼거나 놀리면 안 돼요.

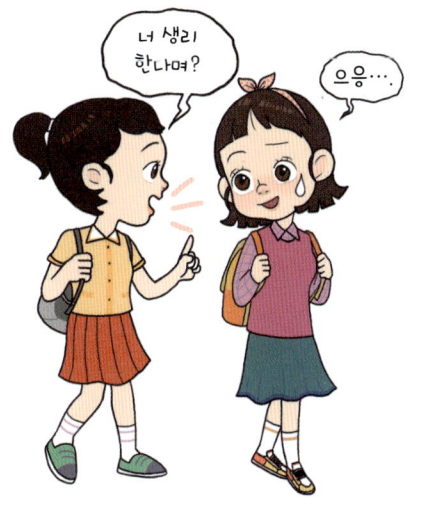

자기 몸에 대해 이런 말을 듣는다면 어떤 기분일지 상상해 보세요.

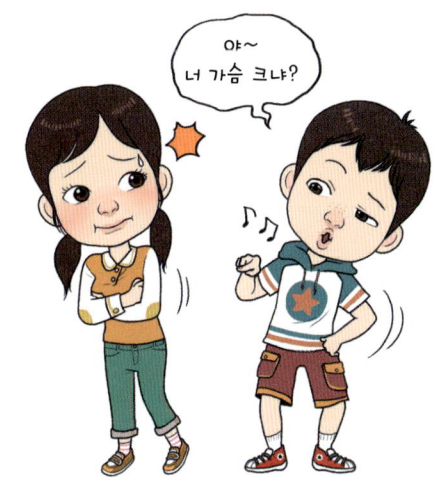

아무에게도 보이고 싶지 않은 곳이 있어요.

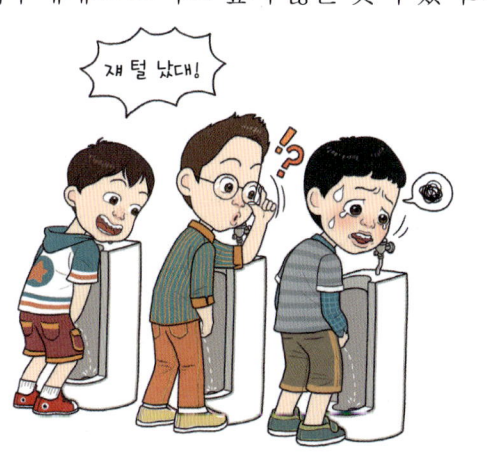

본인은 상관없더라도 다른 사람은 불쾌해질 수 있어요.

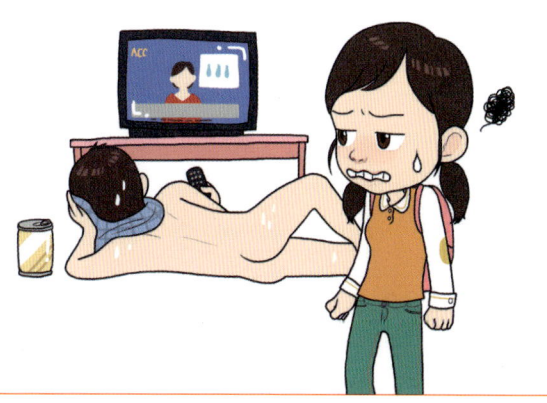

Q & A

Q 같은 반 여자아이가 체육 시간에 몸이 아프다고 쉬기에 "너 생리하나?"고 놀렸더니 그 애가 울어 버렸어요. 그렇게 나쁜 짓인가요? (13세)

A 월경은 아주 사적인 문제예요. 우리 친구도 누가 사정을 한다고 이러쿵저러쿵 말한다면 싫겠죠. 눈치 챘더라도 말하지 않는 것이 상대의 사생활을 지켜 주는 거예요.

Q 어느 날 오빠 방에 들어갔는데 야동을 보고 있었어요. 그걸 보니 왠지 오빠가 더러워 보여요. 오빠는 왜 야동을 볼까요? (15세)

A 남자들이 보고 싶어 하기 때문에 야한 책이나 동영상이 있는 거예요. 그렇지만 보고 싶어 하지 않는 사람도 있어요. 얼마나 자주 보는지도 사람에 따라 다르지요. 우리 친구에게 들켜서 오빠도 무척 놀랐을 거예요. 앞으로는 방에 들어갈 때 노크를 하세요. 오빠도 맨날 보는 건 아닐 테니까요.

13 털

열두 살 정도가 되면 남자와 여자 모두 겨드랑이와 생식기 주변에 털이 드문드문 나기 시작해요. 털은 곁콩팥에서 분비되는 성호르몬의 작용으로 나는데 겨드랑이 털(액모), 생식기 털(음모), 턱이나 뺨에 나는 털(수염), 가슴 털(흉모) 등이 있어요. 털은 왜 나는 걸까요?

하나는 우리 몸의 중요한 부위를 외부 자극으로부터 지키기 위한 것이고, 다른 하나는 '페로몬'이라는 화학 물질을 내보내기 위해서예요. 페로몬은 일반적으로 수컷 곤충이 암컷 곤충을 유인하기 위한 냄새라고 하는데 분명하지는 않아요.

몸에 털이 나는 시기나 양은 체질이나 유전에 따라 개인차가 있어요. 그리고 털은 시간이 지날수록 점차 짙어져요.

2차 성징과 털

털은 유전과 호르몬의 차이로 사람마다 다르게 나요.
남성의 경우 가슴 털이 나는 사람도 있고 나지 않는 사람도 있어요.

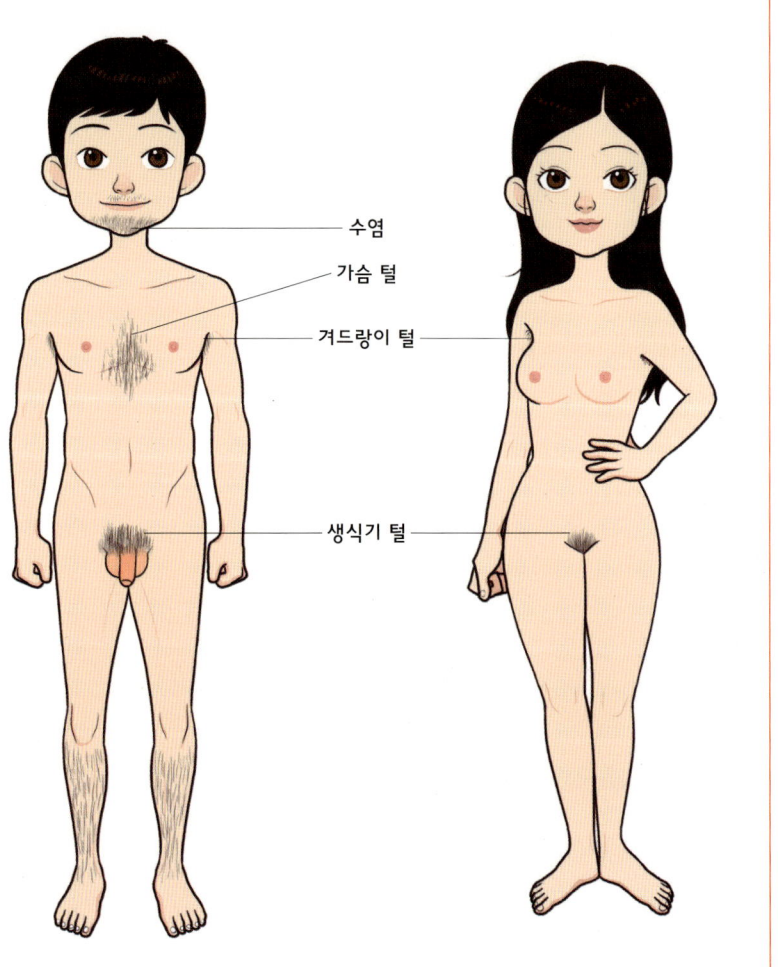

겨드랑이 털을 관리하는 방법

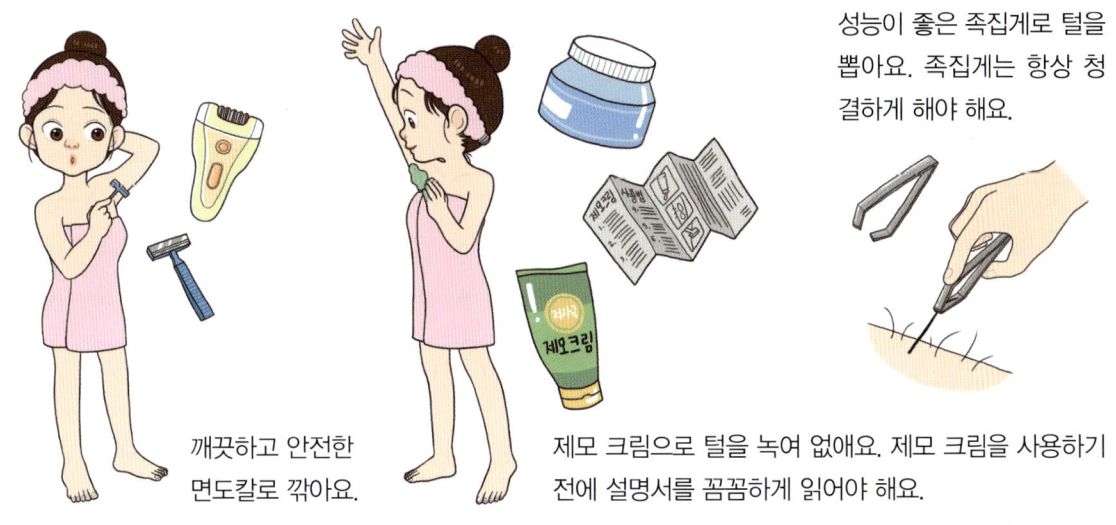

깨끗하고 안전한 면도칼로 깎아요.

제모 크림으로 털을 녹여 없애요. 제모 크림을 사용하기 전에 설명서를 꼼꼼하게 읽어야 해요.

성능이 좋은 족집게로 털을 뽑아요. 족집게는 항상 청결하게 해야 해요.

팔과 다리에도 털이 자라요

사춘기가 되면 팔, 다리의 털이 눈에 띄게 자라요. 털의 많고 적음은 유전에 따라 정해지므로 엄마, 아빠의 체질을 물려받아요. 마음에 들지 않는다고 억지로 바꿀 수 없어요. 신경이 쓰인다면 제모를 하거나 다듬는 방법으로 깔끔하게 정리할 수 있어요.

Q & A

Q 왜 여자는 겨드랑이 털을 밀어야 하나요? (13세)

A 털을 깎을지 말지는 스스로 결정하면 돼요. 현대 여성의 대부분은 멋을 내려고 겨드랑이 털을 제거하는데, 반소매나 민소매를 입을 때 겨드랑이 털이 보이지 않게 하려는 거죠. 여성이라도 겨드랑이 털을 깎지 않고 자유롭게 자신을 표현하는 사람도 있어요.

Q 저는 털이 아주 많아서 반소매나 치마를 입을 때 눈에 띌까 봐 신경이 쓰여요. 털을 밀면 숱이 더 많아진다고 들었는데 정말인가요? (13세)

A 털을 민다고 숱이 많아지지는 않아요. 남자의 수염을 보세요. 매일 깎아도 숱은 달라지지 않아요. 다만 깎고 나서 다시 자랐을 때 그 차이가 두드러져 보이기 때문에 숱이 는 것 같은 느낌이 들 수 있어요.

Q 곧 수학여행을 가는데 친구가 제 털을 보고 놀릴까 봐 벌써부터 걱정스러워요. (13세)

A 털이 나면 난 대로, 안 나면 안 난 대로 신경이 쓰일 거예요. 친구는 친구, 나는 나라고 생각하세요. 몸은 사적인 부분이에요. 놀리지 말고 '너 털 났구나!'라고 하든지 '멋지지 않냐?'라고 가볍게 말해 보세요. 그래도 신경이 쓰인다면 샤워하기 전에 수건으로 자연스럽게 가리면 어떨까요? 어른이 되면 보고도 못 본 척하고 눈을 피하기도 하지요.

Q 아빠가 털이 많은데 저도 그렇게 될까요? (11세)

A 반드시 그렇다고 단언할 수는 없지만, 키가 크고 작다, 눈이 크고 작다, 피부가 희고 검다 하는 것과 마찬가지로 숱이 많고 적은 것도 유전되는 것은 부정할 수 없어요. 하지만 사람마다 타고난 개성이 중요하지요. 숱이 많아진다 해도 너무 신경 쓰지 마세요. 그것을 멋있다고 느끼는 사람도 많답니다.

14 몸에서 나는 냄새

요즘 들어 몸에서 나는 냄새에 지나치게 신경 쓰는 사람들이 있는데, 냄새는 그 사람의 매력, 개성 가운데 하나예요. 땀 냄새, 머리 냄새는 사람을 끄는 힘이 있어요. 지나치게 신경 쓰지 않는 게 좋아요. 냄새를 없애기 위해 바르는 로션이나 향수 냄새가 너무 진하면 오히려 주변 사람들에게 불쾌감을 줄 수도 있어요.

땀은 피지를 잘 닦아 내고 청결하기만 하면 괜찮아요. 그래도 신경이 쓰이면 땀을 적게 나게 하는 바르는 약도 있어요. 입 냄새는 충치나 잇몸병을 고치면 많이 해결되고, 먹은 다음에 양치를 잘하면 막을 수 있어요. 사춘기에 몸 냄새나 입 냄새가 강해지는 때가 있는데 일시적인 것이니 크게 걱정하지 마세요.

땀과 때는 어떻게 생기나요?

피부 바로 밑에서는 늘 새로운 표피가 생기고 15~30일이면 새 피부로 교체돼요. 오래된 피부는 표면으로 들떠서 벗겨지는데 땀이나 지방과 뭉쳐져서 때가 돼요.

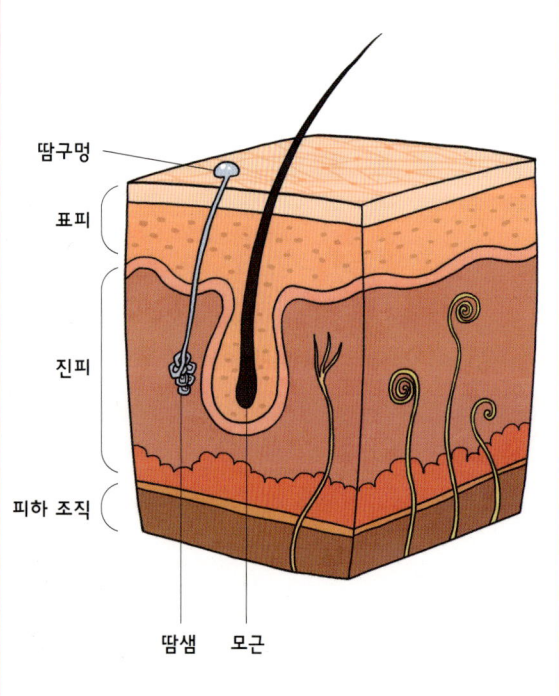

냄새에 예민할 것 없어요

광고의 영향을 받아 몸 냄새에 지나치게 신경을 쓰는 풍조가 있어요. 사춘기는 땀샘이 발달하는 시기라 더 냄새가 날 수 있어요. 그러나 매일 샤워하고 잘 씻는 정도면 충분해요.

실제로 주위에서는 다른 사람의 몸 냄새에 생각만큼 신경 쓰지 않아요.

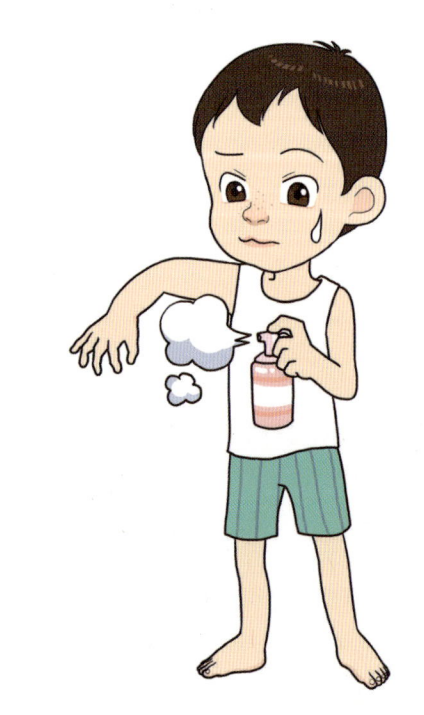

몸 냄새는 어떻게 관리해야 하나요?

사춘기가 되면 겨드랑이 밑과 생식기에 아포크린선이라는 샘이 발달해요. 거기에서 나온 땀에 세균이 발생해서 냄새가 나는 것인데, 별나게 강한 냄새를 가리켜 '암내'라고 해요. 매일 잘 씻는데도 냄새가 심하게 날 때에는 의사 선생님과 상담하세요.

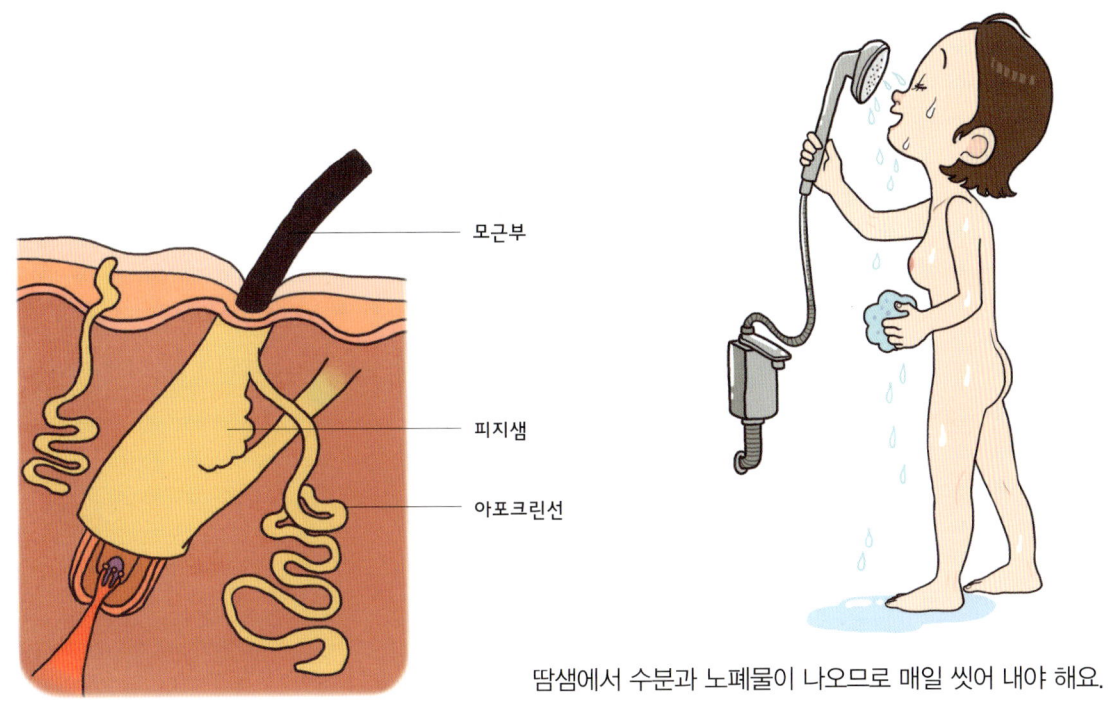

땀샘에서 수분과 노폐물이 나오므로 매일 씻어 내야 해요.

입 냄새 없애는 방법

입 냄새는 냄새 나는 음식(마늘 같은 것)을 먹거나 치조 농루(잇몸에서 고름, 피가 나오거나 이가 흔들리는 병), 잇몸 염증 등이 원인이 되어 생겨요.

입 냄새를 없애려면 충치나 잇몸 염증을 치료하는 게 중요해요. 그리고 음식을 먹은 뒤에는 이를 닦고, 가글을 해서 입안에 세균이 생기는 것을 막아야 해요. 그래도 입 냄새가 심하게 날 때는 식도나 위에 병이 있는 것일 수 있으니 의사 선생님과 상담해 보세요.

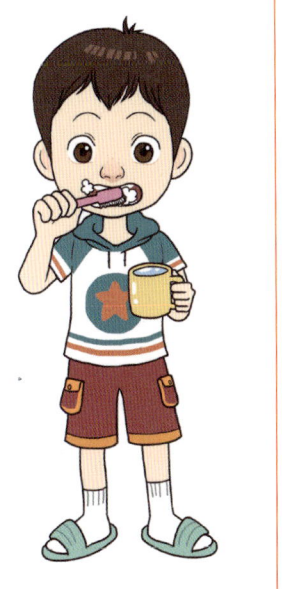

선생님의 도움말

암내와 입 냄새는 스스로 알아채기 어려워요. 냄새를 빌미로 놀리거나 괴롭히는 사람도 있지요. 걱정이 된다면 가족이나 친한 친구에게 심한 냄새가 나는지 물어보는 것도 좋은 방법이에요. 병이 아니고서야 깨끗하게 씻고 관리하면 몸 냄새는 큰 문제가 되지 않아요. 그래도 걱정이 되면 의사 선생님과 상담하는 게 좋아요.

15 여드름

모공에는 지방을 내보내는 피지샘이 있어요. 지방을 분비하여 피부를 윤기 있고 탄력 있게 만들지요. 사춘기가 되면 호르몬의 작용으로 지방의 양이 늘어나요. 지방으로 피부의 모공이 막혀 버리면 그 안에서 균이 번식하고 곪아서 여드름이 생겨요. 피지샘은 특히 얼굴에 많이 있기 때문에 여드름은 얼굴에 나기 쉬워요. 피부를 깨끗이 씻지 않으면 세균이 들어가 더 심해져요.

여드름이 잘 나는 사람과 아닌 사람은 피지 양에 따라 정해져요. 많이 나는 사람과 안 나는 사람은 체질 차이인데 어른이 되면 점차 가라앉아요. 사춘기 특유의 현상이라고 생각하면 될 거예요.

피부 속 모습

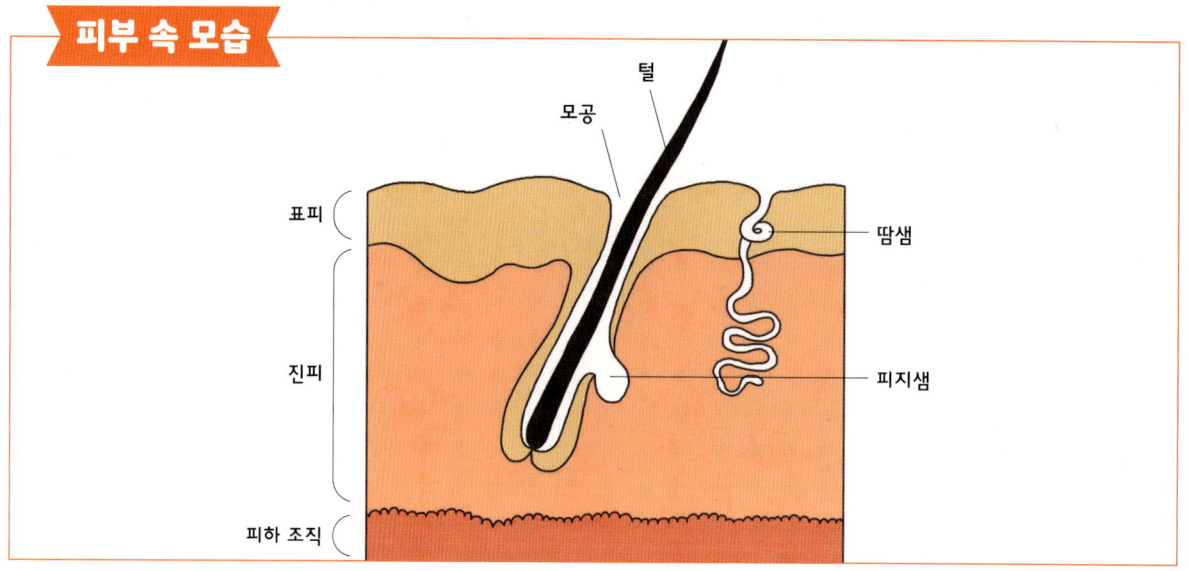

여드름이 나는 과정

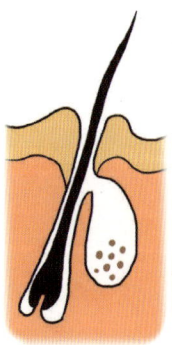

1. 피지가 늘어나서 모공이 좁아져요.

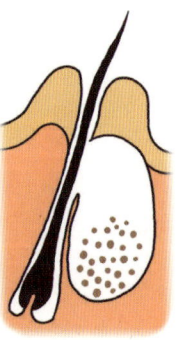

2. 좁은 모공으로 피지가 한꺼번에 몰려요.

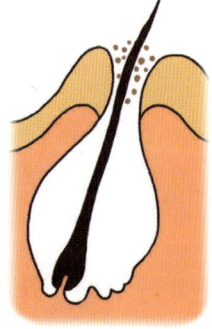

3. 모공이 막히고 세균이 번식해서 여드름이 돼요.

여드름의 종류

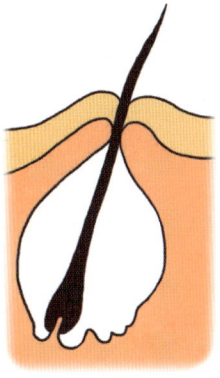

흰 여드름
모공 안에 피지가 쌓여 부풀어요.

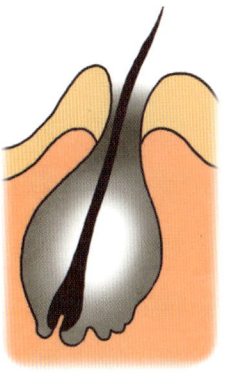

검은 여드름
끝이 산화되어 까맣게 돼요.

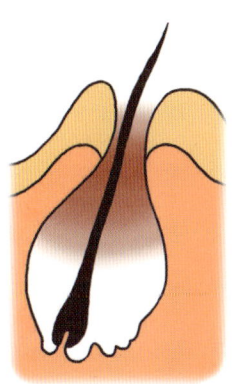

빨간 여드름
세균이 늘고 백혈구가 모여서 염증을 일으켜 생겨요.

여드름은 어떻게 관리하나요?

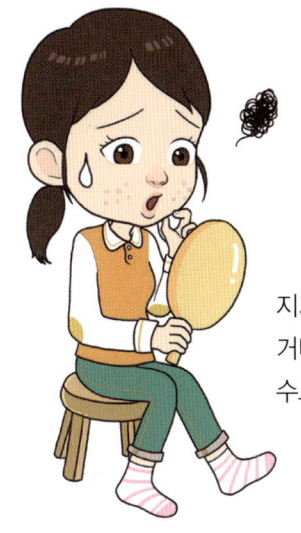

지저분한 손으로 만지거나 짜면 상처가 남을 수도 있어요.

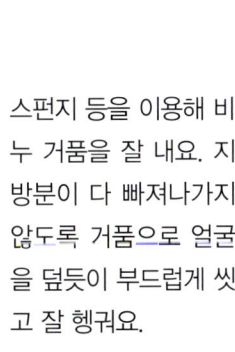

스펀지 등을 이용해 비누 거품을 잘 내요. 지방분이 다 빠져나가지 않도록 거품으로 얼굴을 덮듯이 부드럽게 씻고 잘 헹궈요.

Q 여드름이 나지 않게 예방하려면 얼굴 씻는 것 말고 또 무엇을 조심하면 될까요? (16세)

A 기름기가 많은 음식을 많이 먹거나, 변비가 있으면 여드름이 생기기도 해요. 채소를 많이 먹는 식습관을 기르세요. 특히 섬유질이 많은 음식을 먹고, 잠을 충분히 자면 좋아요. 앞머리로 이마를 가린 채 오래 두는 것도 좋지 않아요.

Q 여드름이 많아서 정말 창피하고 싶어요. (15세)

A 여드름이 심해지거나 갑자기 많이 나면 피부과에 가 보세요. 여드름에 좋은 연고를 처방해서 피지의 흐름을 좋게 하거나 압출기를 이용해 여드름을 짜 내는 등 증상에 맞는 치료를 해 줄 거예요.

16 성호르몬

성호르몬은 아이 몸을 어른 몸으로 성장시켜요. 여성 호르몬은 난소, 남성 호르몬은 고환에서 만들어지지요. 호르몬이라는 말의 어원은 그리스어로 '움직이기 시작한다'는 뜻이에요. 키나 몸무게가 어느 정도까지 늘어나면 대뇌에서 호르몬을 내보내라는 명령을 내려요.

여성의 뇌가 난소에 여성 호르몬을 만들라고 신호를 보내면 에스트로겐이라는 호르몬을 만들기 시작해요. 남성은 뇌 밑에 있는 뇌하수체 앞엽에서 고환으로 남성 호르몬을 만들라는 신호를 보내요. 그러면 고환은 안드로겐이라는 호르몬을 왕성하게 분비해요.

이들 호르몬은 혈액을 통해 몸 이곳저곳으로 운반돼요.

여성 호르몬

뇌가 난소에 여성 호르몬을 만들라고 신호를 보내요. 난소는 에스트로겐을 만들어 생식기와 유방을 발달시키고, 피하 지방 발육과 월경과 발모를 촉진해요.

여성 호르몬의 작용
- 몸매를 동그스름하게 만들어요.
- 월경과 임신을 조절해요.
- 피부와 머릿결을 아름답게 유지해요.
- 뼈를 튼튼하게 해요.
- 자율 신경을 안정시켜요.
- 기억력을 유지해요.
- 식욕을 억제해요.

남자아이와 여자아이

남자아이의 생식기와 여자아이의 생식기는 임신 8주째까지는 모양이 비슷해요. 그러다가 남자아이에게 남성 호르몬이 나와 고환이 만들어져요. 그 고환이 안드로겐을 분비하여 자기 뇌를 적시면 남자의 뇌로 바뀌어요.

여자아이는 여성 생식기 그대로예요. 자궁 안에 있던 태아의 뇌는 엄마의 호르몬에 흠뻑 담겨 있었기 때문에 처음에는 모두 여성형이에요.

어떤 원인으로 안드로겐의 양이 적어지거나 하면 생식기는 남성이지만 뇌는 여성인 경우가 생기기도 해요.

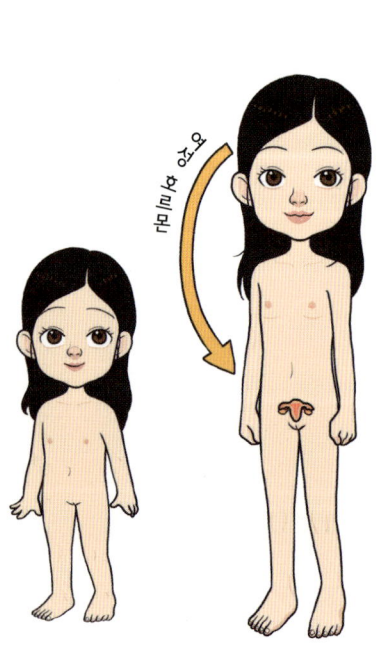

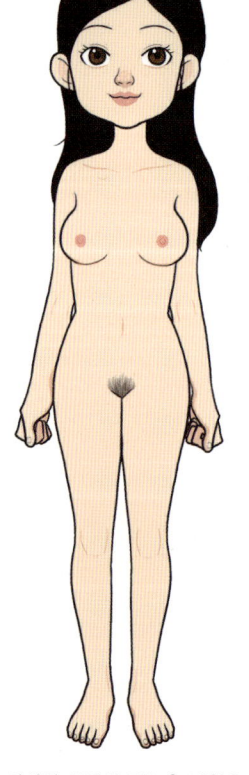

여성의 몸매와 기능을 갖춰요.

남성 호르몬

뇌가 고환에 남성 호르몬을 만들라고 신호를 보내요. 고환은 안드로겐을 만들어 음경의 발달, 골격과 근육 발달, 발모, 변성을 촉진해요.

남성 호르몬의 작용
- ▶ 근육질의 몸을 만들어요.
- ▶ 단백질을 근육이나 내장으로 바꾸는 일을 도와요.
- ▶ 피지 분비를 촉진해요.
- ▶ 털의 발육을 촉진해요.
- ▶ 성욕을 높여요.

호르몬의 균형

남성의 고환에서는 대량의 남성 호르몬과 소량의 여성 호르몬이 만들어져요. 여성 역시 대량의 여성 호르몬과 소량의 남성 호르몬이 만들어져요. 이 균형이 무너지면 여자인데 남자 같은 몸매나 목소리를 가진 사람이 나오기도 하고, 또 그 반대 증상이 나타나기도 해요.

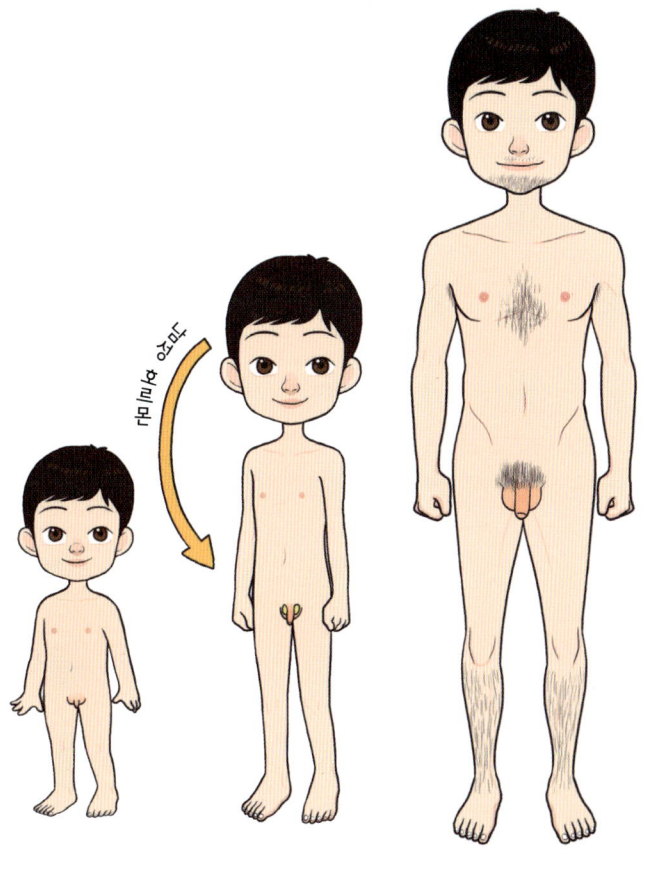

남성의 몸매와 기능을 갖춰요.

Q & A

Q 월경을 시작하면 키가 더 이상 안 큰다고 하던데, 정말인가요? (13세)

A 성호르몬과 성장호르몬이 만나면 서로의 효과를 떨어뜨려요. 따라서 성호르몬이 적게 분비되는 사춘기 초기에 부쩍 키가 자라다가, 성호르몬의 분비가 왕성해져 초경을 하는 시기가 오면 점차 덜 자라게 되지요.

하지만 초경을 했다고 해서 성장이 아예 멈추는 건 아니에요. 초경 이전보다 성장 속도가 확연히 느려지는 것뿐이지요. 그러니 이때 영양소를 골고루 섭취하고 규칙적으로 운동하는 등 성장에 더욱 신경 써야 해요.

2장

생명의 탄생

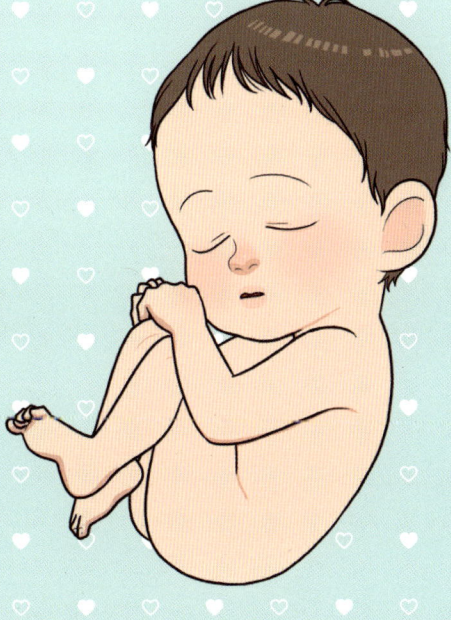

01 임신

태아는 엄마 배 속에서 점점 자라 마침내 세상 밖으로 나와요. 그 시작은 남성의 몸에서 만들어진 정자와 여성의 몸에서 만들어진 난자가 만나 수정란이 되었을 때예요. 수정란의 크기는 지름 0.2밀리미터 정도인데, 이 작은 세포 안에 사람으로 성장해 갈 정보가 다 들어 있어요.

수정란에서 점점 자란 태아는 처음에는 아주 희한하게 생겼어요. 물고기처럼 지느러미와 꼬리 비슷한 것이 생겼다 사라져요. 이 변화 과정은 지구상에 생물이 등장한 이래 진화의 역사를 단숨에 더듬어 가는 것처럼 보여요. 배 속에 생명이 싹트고 있다는 것을 엄마도 미처 깨닫지 못할 즈음에 일어나는 일이에요.

성관계를 통해 정자를 난자에게 보내요

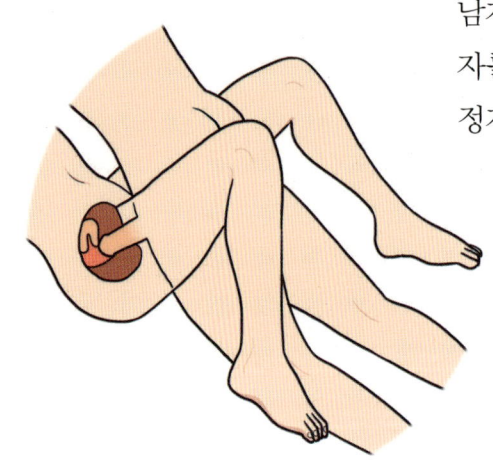

남자의 발기한 음경이 여자의 질 안으로 들어가 정자를 방출해요. 한 번의 사정으로 2억~3억 개의 정자가 방출돼요.

성관계가 끝나면 자궁에서 일어나는 일

질 안으로 들어간 정자는 자궁을 지나 난관으로 나아가요.

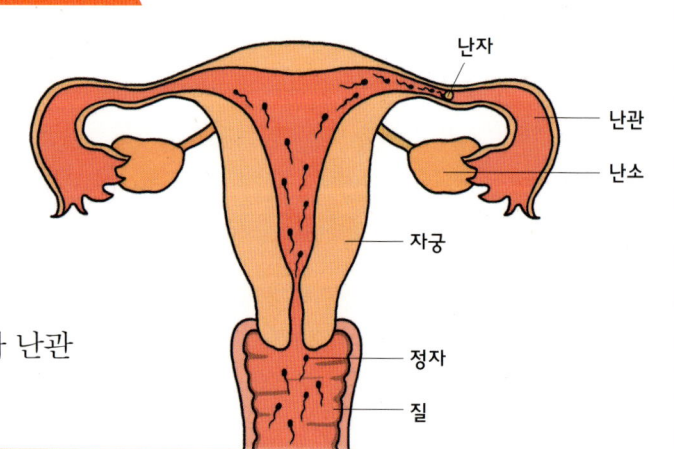

난자와 정자가 만나는 것이 수정

난자 주변에 모인 정자들 가운데 딱 하나만 난자 안으로 비집고 들어가요. 그러면 바로 난자의 세포막이 딱딱해져서 다른 정자가 들어갈 수 없게 돼요. 정자가 난자의 세포막을 찢고 들어간 순간 정자의 꼬리가 잘리고 머리 부분만 안으로 들어가요. 이것을 수정이라고 해요.

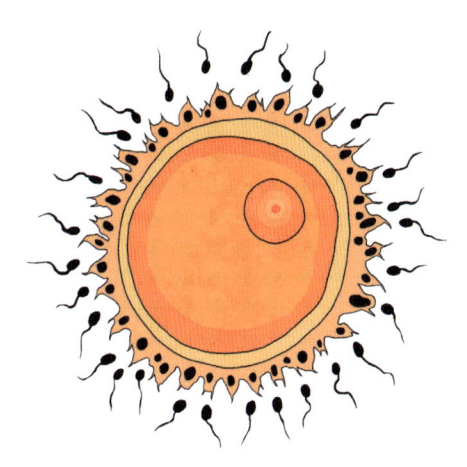

수정란이 자궁 내막에 자리를 잡는 것이 임신

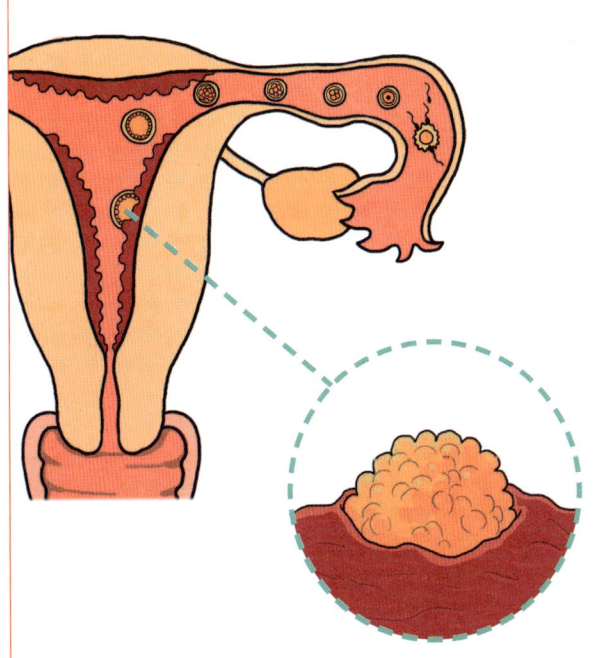

새 생명의 시작인 수정란은 세포 분열을 하면서 천천히 난관에서 자궁으로 이동해요. 일주일에 걸쳐 이동한 후 영양분을 충분히 모아 둔 자궁 내막에 착상하고, 자라서 태아가 돼요. 이것이 임신이에요.

자궁 내막의 생김새
자궁 내막은 수정란이 착상하기 쉽도록 두툼해져 있어요. 수정란이 자궁 내막에 도착하면 내막의 일부가 자라서 수정란을 감싸는 모양이 돼요.

Q & A

Q 성관계를 하면 반드시 아기가 생기나요? (16세)

A 단 한 번의 성관계로 아기가 생길 수도 있고 생기지 않을 수도 있어요. 또 월경 중일 때도 임신할 가능성이 있어요. 사정하기 전에 나오는 한두 방울의 맑은 액체(쿠퍼씨액) 안에 정자가 섞여 있다가 임신하는 일도 있어요. 임신을 바라지 않는 사람은 언제든 아기가 생길 가능성이 있다고 생각하고 반드시 피임을 하도록 해요.

02 난자와 정자

난자와 정자가 결합하여 새 생명의 근원이 되는 수정란을 만들어요. 생명을 만들어 내는 특별한 역할을 하는 난자와 정자를 '생식 세포'라고 불러요.

난자의 크기는 지름 0.2밀리미터로, 바늘 끝으로 찔렀을 때 생기는 자국 정도의 크기예요. 사람의 세포 가운데 가장 커요. 정자는 길이가 0.05밀리미터 정도로 사람의 세포 중에서 가장 작아요.

난자는 여성의 몸 안에서만 만들어지고, 정자는 남성의 몸 안에서만 만들어져요. 난자와 정자 안에는 각각 23개의 염색체가 있어서 새로운 생명을 만들기 위한 정보를 절반씩 담고 있어요.

난자가 만들어지는 곳

난자

자궁 양쪽에 있는 난소에서 만들어져요. 난소 안에 있는 난포라는 막에 둘러싸여 한 달에 한 번 꼴로 성숙해서, 좌우 어느 한쪽 난소에서 나와요. 난소에서 난자가 방출되는 것을 배란이라고 해요. 난자는 엄마의 유전자(염색체)를 갖고 있어요.

난소

자궁 양쪽에 있는 엄지손가락 정도 크기의 장기예요.

난포

난자가 들어 있는 주머니를 말해요. 난소 안에는 난포가 많이 있는데 월경이 시작될 무렵부터 그 중 하나가 성숙하여 배란이 일어나요.

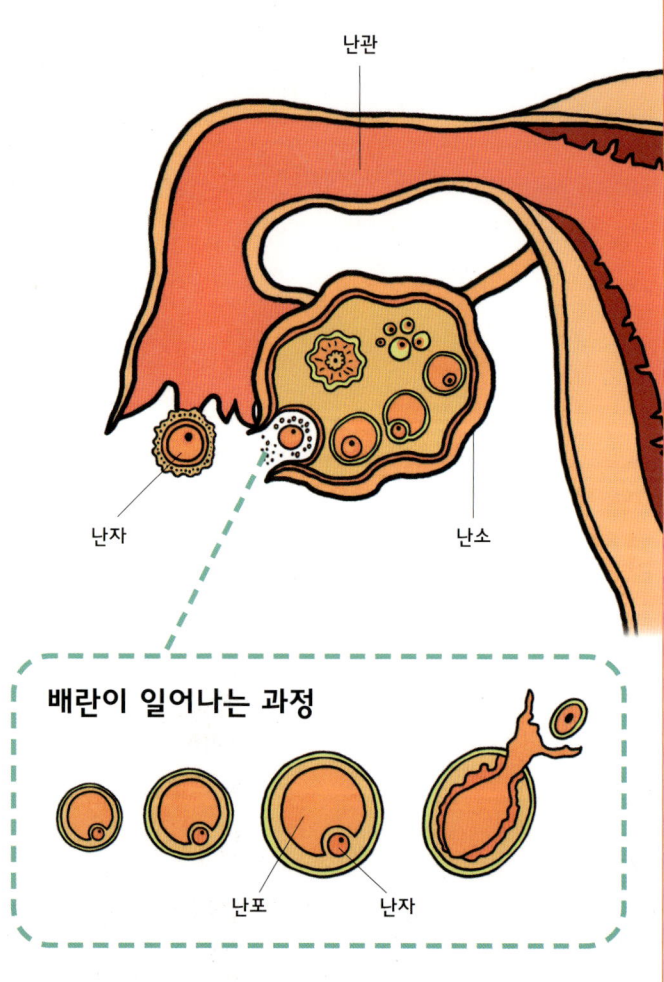

배란이 일어나는 과정

난자가 나온 뒤 난포는 황색의 덩어리인 황체로 변하여 여성 호르몬의 일종인 프로게스테론을 분비해요. 이 호르몬은 수정란을 착상시키기도 하고, 태아를 기르기 위해 자궁 내막을 두껍게 유지하는 역할도 해요.

정자가 만들어지는 곳

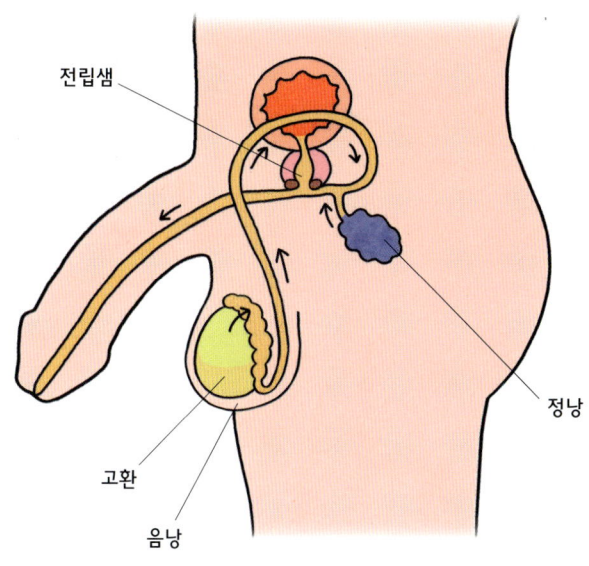

정자
남성이 지니고 있는 유전 정보를 전하는 역할을 해요.

정낭
정자의 운동을 돕는 액체를 만드는 곳이에요.

고환
음낭 안에 있어요. 정자를 만들어 내요.

전립샘
정낭에서 분비된 액을 고환에서 만들어 낸 정자와 섞어 정액으로 만들어요.

음낭
열한 살 정도가 되면 뇌에서 만들어진 성호르몬의 작용을 받아 커지기 시작해요.

정자의 생김새

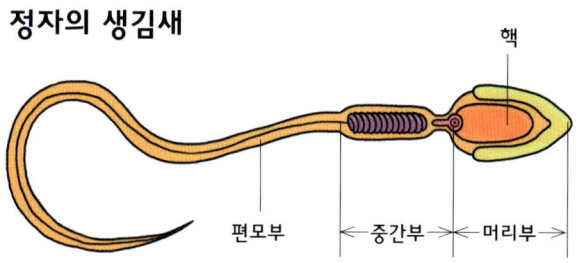

정자는 길이가 0.05밀리미터 정도 되고 올챙이 모양이에요. 머리 부분에 아빠의 유전자(염색체)가 들어 있어요. 정자는 매일 만들어져요. 한 번 사정할 때 나오는 정액의 양은 한두 숟가락 정도예요. 정자가 너무 많이 만들어졌을 때는 몸 안으로 흡수돼요.

Q & A

Q 저는 나중에 아기를 낳지 않을 생각이에요. 그래서 저한테는 월경이 쓸데없는 것으로 느껴져요. (16세)

A 아직 열여섯 살밖에 안 됐는데 아기를 낳지 않을 거라고 단정하기에는 너무 이르지 않을까요? 설령 낳지 않는다고 해도 월경은 여성의 건강에 아주 중요해요. 여자는 평균 29.5일에 한 번, 달이 차고 기우는 것과 유사한 주기로 월경을 해요. 여자의 몸은 이렇게 한 달이라는 주기로 미묘하게 변화해요.

민감하게 월경의 영향을 느끼는 사람도 있고 거의 의식하지 않고 사는 사람도 있어요. 사람마다 다르지만 초경부터 폐경에 이르기까지 여자는 이 주기로 몸과 마음을 만들고 자기다움이 만들어져요. 아이를 낳든 안 낳든 월경이 여자의 몸과 마음에 영향을 주는 건 틀림없어요. 월경이 불러오는 몸과 마음의 변화를 잘 살펴서 자신에 대해 깊이 이해하세요. 수첩이나 휴대폰에 자신의 월경 주기를 기록하고, 속마음을 적어 보기로 해요.

03 태아의 성장

수정란은 세포 분열을 거듭해요. 난관을 거쳐 자궁에 도착하면 자궁 내막의 한곳에 자리를 잡고(착상) 성장을 계속해요. 자궁 내막은 수정란을 폭 감싸 안아 보호해요. 수정란은 수정되고 2주에서 6주 사이에 새 세포를 만들면서 크게 자라요.

수정된 지 8주째가 되면 태아는 키가 12밀리미터 정도 되고, 머리와 손, 발, 손가락이 발달해요. 태아는 엄마의 태반과 이어져 있는 탯줄로 영양분과 산소를 공급받으며 쑥쑥 자라요.

태아는 양수 속에서 활발하게 움직이며 양수를 먹기도 하고 오줌을 누기도 해요. 똥은 태어날 때까지 엄마 배 속에 쌓아 두어요. 태어나서 처음 누는 똥을 태변이라고 해요.

태아의 성장과 변화

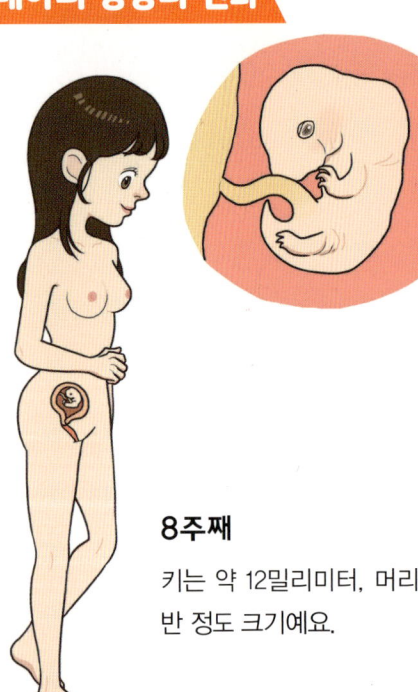

8주째
키는 약 12밀리미터, 머리는 몸의 절반 정도 크기예요.

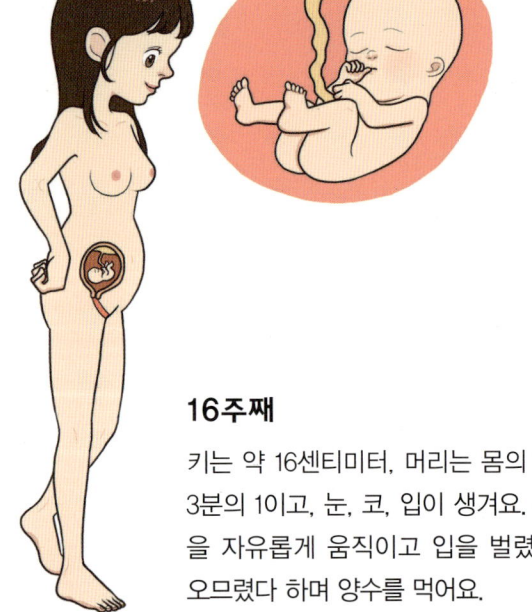

16주째
키는 약 16센티미터, 머리는 몸의 약 3분의 1이고, 눈, 코, 입이 생겨요. 몸을 자유롭게 움직이고 입을 벌렸다 오므렸다 하며 양수를 먹어요.

Q & A

Q 태아와 엄마는 탯줄로 이어져 있다고 들었어요. 탯줄을 통해 엄마의 피가 태아 몸 안으로 흘러 들어가는 건가요? (11세)

A 탯줄 안에는 엄마의 피가 아니라 태아의 피가 흘러요. 탯줄은 태반과 이어져 있어요. 태반에서 엄마의 산소, 영양분과 태아의 노폐물을 교환해요. 그래서 태아와 엄마의 피가 한데 뒤섞이는 일은 없어요.

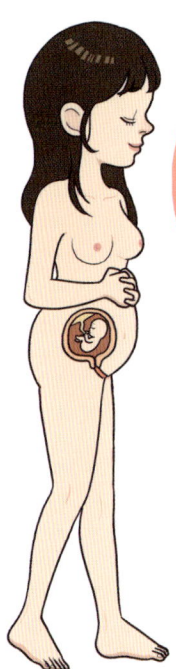
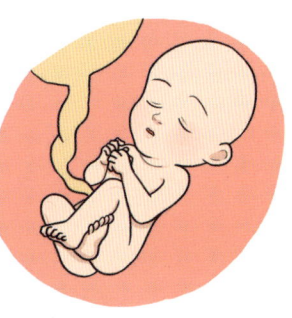

양수
태아를 둘러싸고 있는 섭씨 37.5도의 따뜻한 액체예요. 바깥의 자극으로부터 태아를 지키고, 점점 활발해지는 태아의 움직임에서 엄마의 내장 기관을 지켜 줘요.

태반과 탯줄

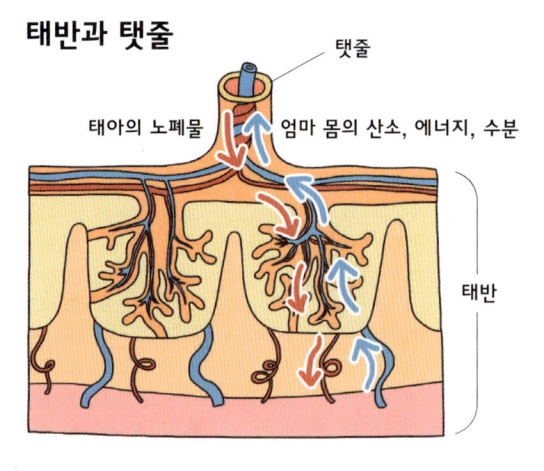

24주째
키는 약 30센티미터예요. 모든 내장 기관이 생기고 태변이 쌓여요. 몸을 돌리고 잘 움직여요.

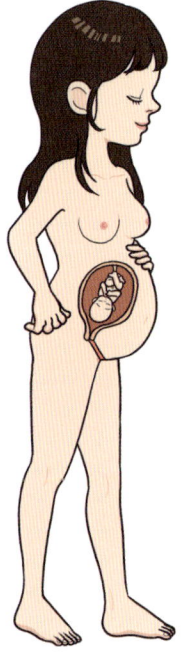
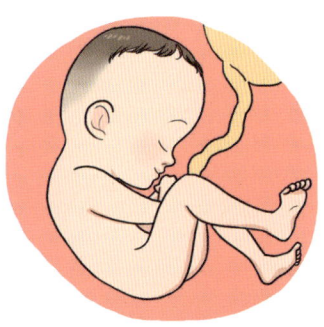

32주째
키는 약 45센티미터, 몸무게는 약 1800그램이에요. 피하 지방이 늘어나고 사물을 볼 수 있어요. 공기를 마시고 내뱉는 것과 비슷한 운동을 해요.

38주째
키는 약 50센티미터이고, 몸무게는 약 3킬로그램이에요. 태어날 준비를 갖추는 때로, 피하 지방이 많이 붙고 손발 근육이 발달해요. 몸을 움직이기 어려울 정도로 자궁 안이 좁아져요.
태어나기 위해 머리를 엄마 골반으로 향하는 자세를 취해요. 출산이 가까워지면 태아의 머리가 골반 쪽에 고정되기 때문에 거의 움직이지 않아요.

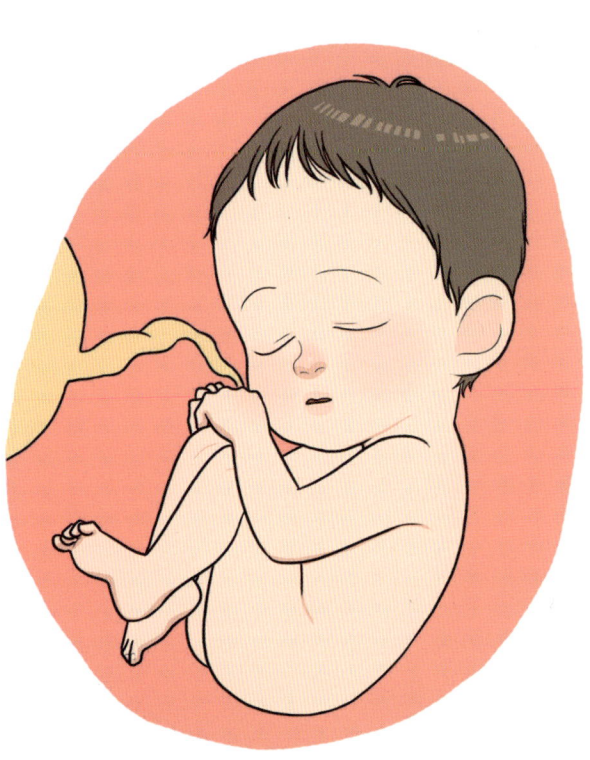

04 출산

수정하고 38주가 지나면 엄마는 거의 태동(엄마 몸 안에서 태아가 움직이는 것)을 느끼지 못해요. 태아가 점점 산도(출산 시 지나는 길) 아래로 내려와 엄마 배도 조금 처져요. 태아가 충분히 자라 더 이상 배 속에서 자랄 수 없게 되면 자궁이 수축하기 시작해요. 이때 엄마는 아픔을 느끼게 되는데, 이것을 진통이라고 해요.

진통은 처음에는 간격이 길고 미약하지만, 점점 강해지고 규칙적으로 자주 찾아와요. 진통이 10분 간격으로 40초 이상 계속되면 이제 출산이 다가왔다는 신호예요. 출산은 첫 번째인지 두 번째인지에 따라 시간 차이가 많이 나고, 똑같이 처음이라도 사람에 따라 차이가 있어요.

아기가 태어나는 과정

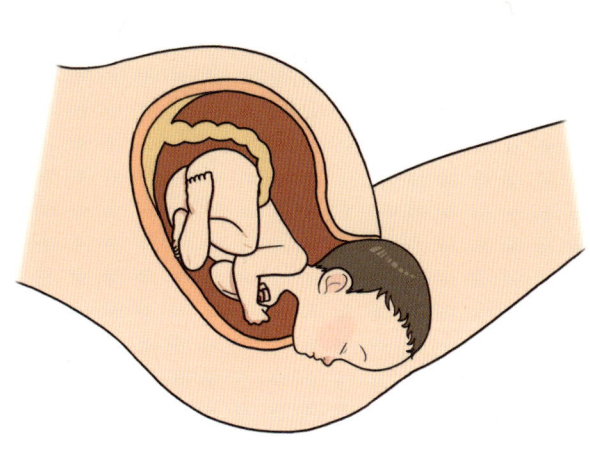

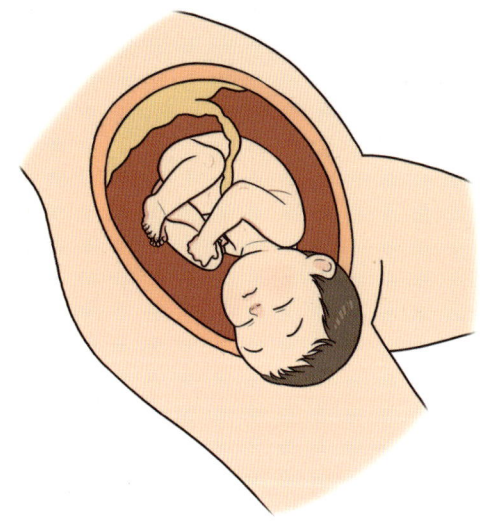

1.
진통이 규칙적으로 찾아오면 출산이 시작돼요. 자궁 출구가 벌어지기 시작하고, 태아가 떠다니던 양수 주머니가 터져 양수가 나와요. 자궁은 한층 더 수축하여 태아를 밀어내려고 해요. 태아의 머리가 부드러운 질을 힘차게 넓혀 가요.

2.
태아는 턱을 잡아당긴 채 머리로 산도를 넓히려고 해요. 자궁 전체가 수축하면서 태아를 감싸서 밀어내요. 태아의 머리뼈는 아주 부드러워서 뼈와 뼈를 포개고 모양을 바꾸어 산도를 빠져나와요. 밖으로 나오면 머리 모양은 원래대로 돌아가요.

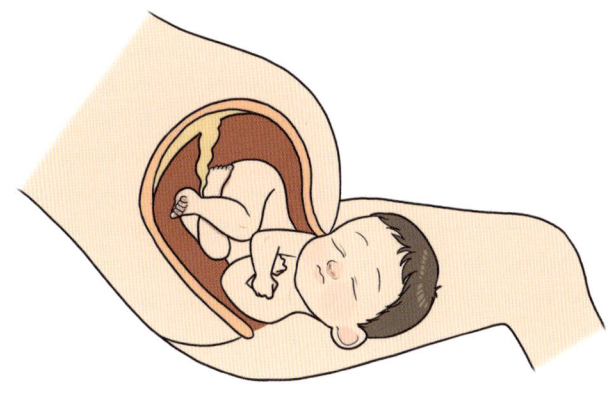

3.
눈부신 바깥세상으로 나온 아기는 눈을 감고 입을 일그러뜨리고 있어요. 어깨를 한쪽씩 내밀며 마침내 온몸이 단숨에 미끄러져 나와요. 갓 태어난 아기의 피부는 크림 같은 지방에 덮여 있어요. 진통이 시작되고 약 11시간에서 14시간 만이에요.

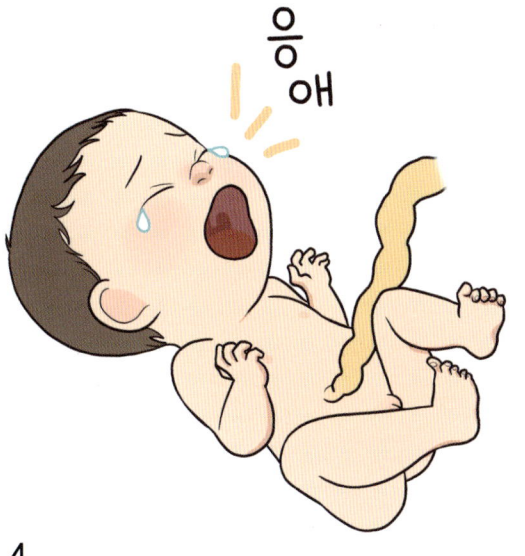

4.
"응애!" 하는 울음소리는 아기가 이 세상에 태어나서 쉬는 첫 숨인데 무사히 태어났다는 증거예요. 지금까지 양수에 차 있던 폐가 단숨에 부풀어 공기로 가득 차면 편하게 호흡할 수 있게 돼요. 그 순간 심장에서 폐로 흘러가는 혈액이 갑자기 늘어나서 탯줄 혈관이 막혀요.

5.
아기가 숨쉬기 시작하면 태반에서 탯줄을 잘라 내 아기 배 가까운 곳에서 묶어요. 생후 일주일 정도면 탯줄은 말라서 떨어지는데 그 자국이 배꼽이에요.
아기가 나오고 나면 약 20분 안에 자궁이 다시 수축하며 태반이 엄마 몸 밖으로 떨어져 나와요. 이것을 후산이라고 해요.

Q & A

Q 우리 엄마는 배를 갈라서 나를 낳았다고 하던데, 이게 무슨 뜻인가요? (14세)

A 자궁 출구가 아직 충분히 열리지 않았는데 양수가 터져 바깥으로 흘러 버릴 때가 있어요. 그러면 배 속의 태아와 엄마의 생명이 위험해집니다. 그럴 경우에 자연스럽게 나오기를 기다리는 게 아니라 배를 갈라 아기를 꺼내요. 이 수술을 제왕절개라고 해요.
그 밖에도 태아가 도무지 나오지 못할 때에는 태아를 끌어당기거나, 분만 집게로 태아의 머리를 감싸서 나오기 쉽게 도와주기도 해요. 아기도 엄마도 무사히 출산을 끝낼 수 있게 도와주는 다양한 출산 방법이 있어요.

05 신생아

갓 태어난 아기가 얼마만 한지 아세요? 크게 태어나는 아기도 있고, 작게 태어나는 아기도 있어서 차이가 많이 나지만, 평균 키는 50센티미터, 몸무게는 3킬로그램 정도예요. 자기가 얼마만 한 크기로 태어났는지 아빠, 엄마한테 물어보세요. 만약 엄마의 육아 수첩이 남아 있다면 배 속에서 자랄 때부터 출산, 태어났을 때의 상태, 그 뒤의 성장까지 아주 소중한 기록들을 볼 수 있을 거예요.

태어나서 한 달까지의 아기를 신생아라고 불러요. 첫 한 달은 바깥 세상에 적응하기 위한 특별한 시기예요. 신생아는 생후 3일부터 5일 사이에는 몸무게가 조금 줄고 그 다음에는 하루에 25그램 정도씩 늘어나요. 젖을 먹고 하루에 절반은 자면서 지내요.

신생아의 특징

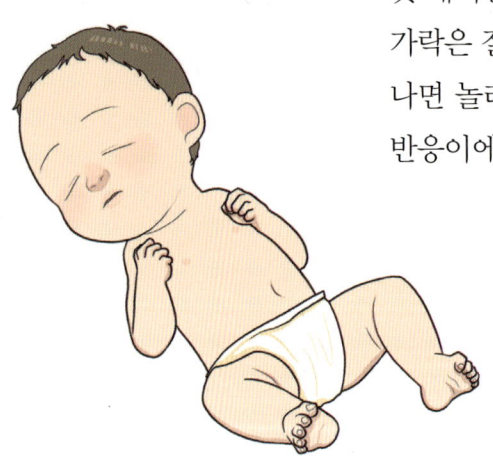

갓 태어난 아기는 언제나 손발을 둥글게 말고 있어요. 손가락은 잘 움직이지만 대부분 꼭 쥐고 있어요. 큰 소리가 나면 놀라서 손가락과 발을 쭉 펴는 것이 신생아 특유의 반응이에요.

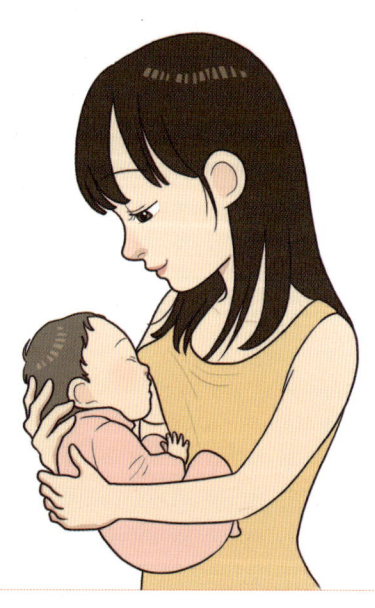

태어나자마자 엄마 배 속에 있을 때부터 쌓아 둔 검은 똥을 눠요. 이것을 태변이라고 해요.
이미 입 근육이 발달해 있어서 태어나자마자 젖을 빨 수 있어요.

아기의 면역력

갓 태어난 아기는 엄마한테 물려받은 면역력을 갖고 있어서 한동안은 쉽게 아프지 않아요. 하지만 어느 정도 시기가 지나면 그 면역력은 사라져요.

신생아의 뇌 발달

뇌는 갓 태어났을 때 약 380그램이었다가 네 살까지 1250그램까지 커져요. 어른의 뇌는 평균 1350그램이에요.

아기는 안아 주기, 기저귀 갈기, 목욕 등의 돌봄을 받을 때 피부에 자극을 받아 뇌가 발달해요. 신체 접촉을 많이 하는 것이 성장 과정에 필요하지요.

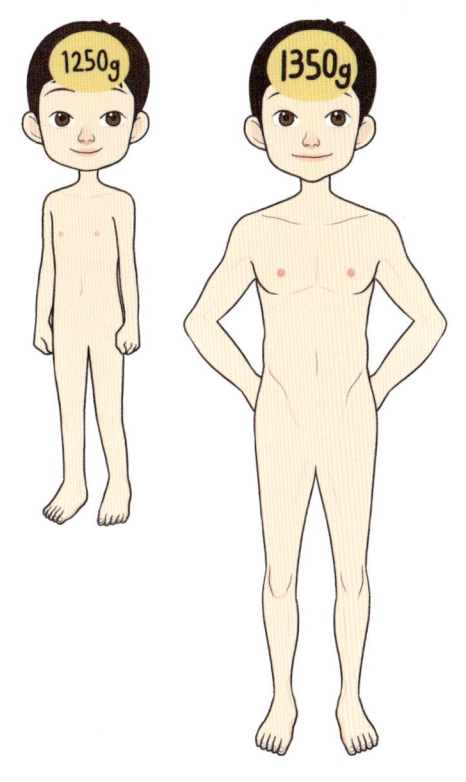

흔들린 아이 증후군

신생아는 두개골에 빈틈이 있어서 세게 흔들거나 높이 들었다 내렸다 하면 뇌와 신경에 회복할 수 없는 손상을 입을 수 있어요. 이것을 '흔들린 아이 증후군'이라고 해요. 신생아는 물론 영유아 시기에는 너무 심하게 어르거나 움직이는 걸 삼가야 해요.
어느 정도 성장한 아이나 어른은 두개골이 뇌를 잘 감싸 보호하기 때문에 축구에서 헤딩 같은 동작을 해도 손상을 입지 않아요.

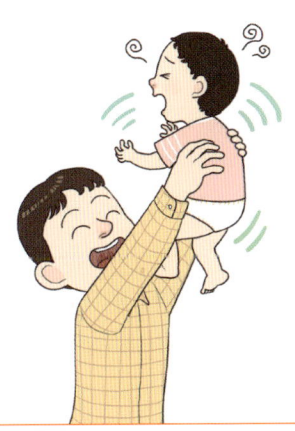

Q & A

Q 동생이 태어나자마자 바로 보러 갔는데 투명한 상자 안에 들어 있었어요. 왜 상자에 들어 있는 거지요? (11세)

A 배 속에서 다 자라기 전에 태어난 아기를 보호하기 위해 인큐베이터라는 방에 넣어 두는 거예요. 인큐베이터는 엄마 배 속 온도와 비슷하게 설정되어 있고, 바깥세상의 균이 들어가지 않도록 만들어져 있어요. 작은 구멍으로 손을 넣어 젖을 먹이고, 기저귀를 갈아 주고 돌봐 주어요. 다른 아기처럼 바깥에 나와도 괜찮을 때까지 이 안에서 키워요.
최근에는 의료 기술이 더 발달해서 아주 작게 태어난 아기도 인큐베이터에서 돌볼 수 있어요.

06 성염색체

"여자아이예요, 남자아이예요?" 아기를 낳았다고 하면 주변 사람들이 가장 먼저 관심을 갖는 것이 성별이에요. 지금은 임신 20주 정도 되면 초음파 진단으로 여자인지 남자인지 알 수 있어요. 태아의 외생식기를 비추어서 성별을 알아보는 것이지요.

성별이 정해지는 것은 정말이지 우연이에요. 그 열쇠는 정자와 난자가 지니고 있는 성염색체가 쥐고 있어요. 모양이 알파벳 'X'와 'Y'를 닮았다고 해서 X염색체, Y염색체라고 불러요.

몸의 설계도와 같은 염색체

사람 몸을 만드는 세포는 약 60조 개나 되는데 이 모든 세포에 염색체가 들어 있어요. 몸 어느 부분의 세포라도 염색체 조합을 조사해 보면 여자(X-X)인지 남자(X-Y)인지 알 수 있어요.

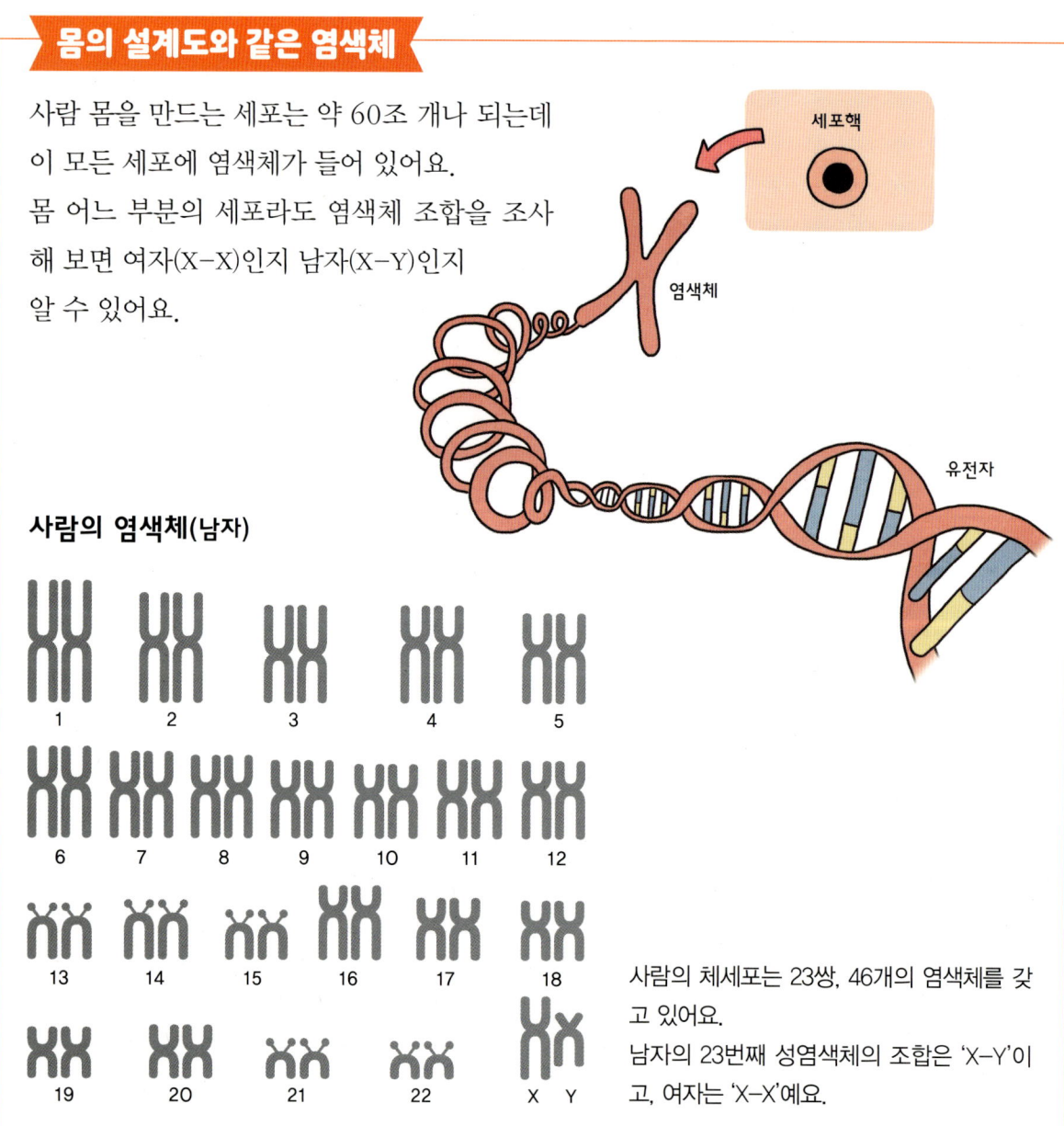

사람의 염색체(남자)

사람의 체세포는 23쌍, 46개의 염색체를 갖고 있어요.
남자의 23번째 성염색체의 조합은 'X-Y'이고, 여자는 'X-X'예요.

성별이 결정되는 과정

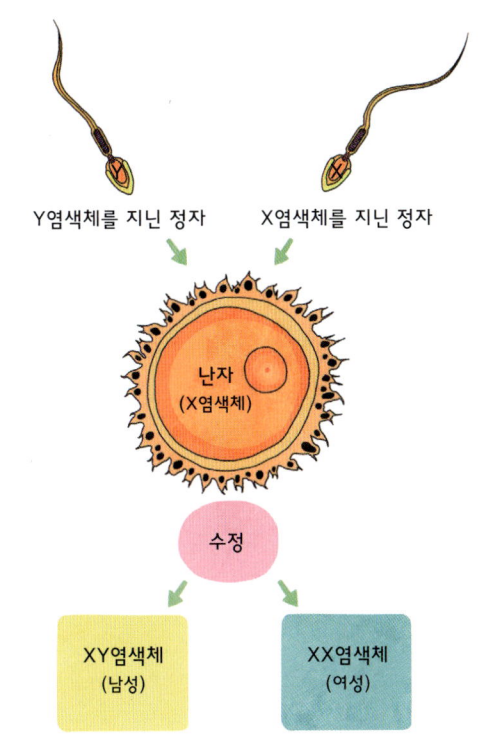

난자의 성염색체는 X뿐이지만, 정자의 성염색체는 X와 Y 두 종류예요.

하나의 수정란이 여자가 될지 남자가 될지는 그 수정란이 갖고 있는 성염색체가 XX조합인지, XY조합인지에 달려 있어요. X염색체를 갖고 있는 난자가 X 염색체를 갖고 있는 정자를 만나면 여자아이로, Y염색체를 갖고 있는 정자를 만나면 남자아이가 돼요.

Y염색체의 역할

Y염색체는 고환을 만들어요. 고환에서 남성 호르몬이 대량으로 분비되어 남성의 생식기가 형성돼요.

생식기가 만들어지는 과정

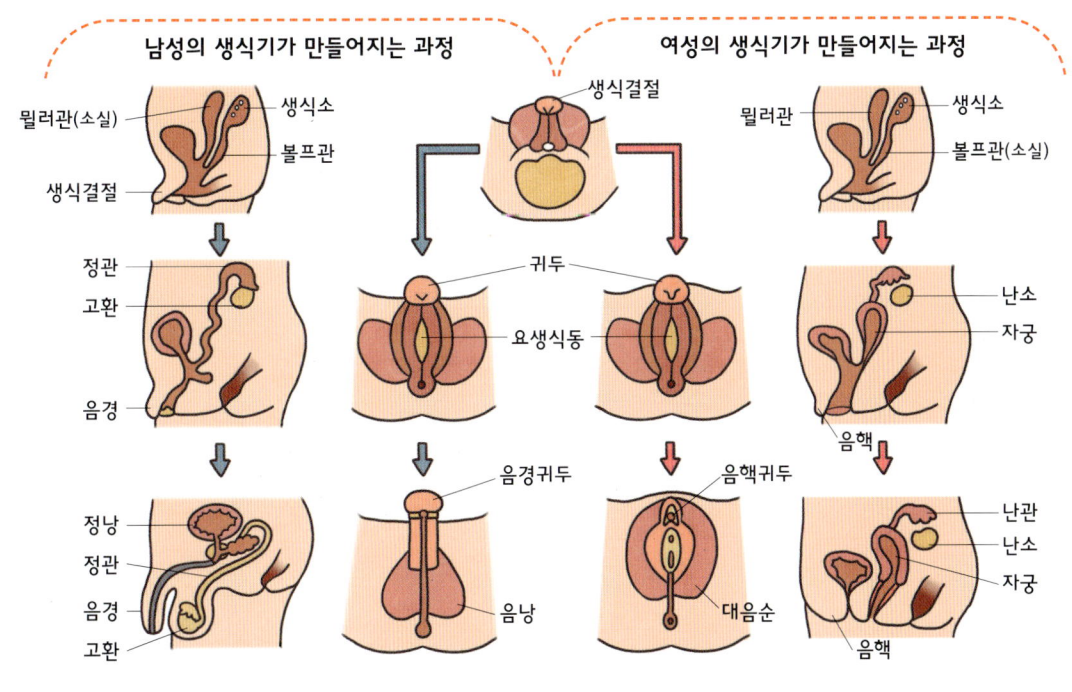

남성과 여성의 생식기의 시작은 같아요.

07 유전자

'나'를 정하는 것은 유전자예요. 여러분은 모두 부모님의 유전자를 물려받아 '나'라는 사람이 되었어요. 우리 몸은 약 60조 개의 세포로 이루어져 있어요. 그 세포 하나하나 속에 염색체가 들어 있고, 그 염색체를 구성하는 게 유전자예요. 유전자는 실처럼 이어져 있는데 떼어 내서 잡아당겨 보면 그 길이가 2미터나 돼요. 유전자 실이 나선 모양으로 단단히 붙어 있는 것이 염색체예요.

유전자에는 몸의 어디에 어떤 세포와 어떤 조직을 만들까 하는 정보가 들어 있어요. 그 정보를 바탕으로 몸이 만들어져요.

유전자가 뭐예요?

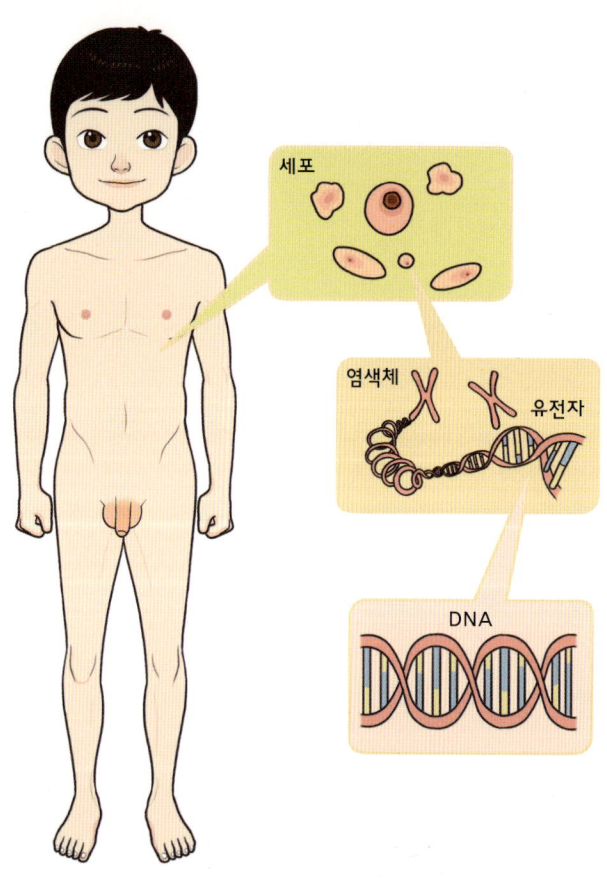

사람의 몸은 약 60조 개의 세포로 이루어져 있어요.
세포핵 안에는 46개의 염색체가 들어 있어요. (56쪽 참조)
염색체는 이중 나선 구조의 DNA가 서로 겹쳐 있어요.
유전자는 DNA 안의 정해진 장소에 있어요.
사람에게는 약 2만~3만 종류의 유전자가 있어요.

유전자는 엄마, 아빠가 보내는 메시지

유전자는 암호로 쓴 편지 같은 거예요. 유전자에 쓰여 있는 지시에 따라 많은 것이 결정돼요. 유전자는 아빠와 엄마 양쪽에서 전해지는데, 그 전에는 할아버지와 할머니에게, 또 그 할머니의 할머니, 할아버지의 할아버지 식으로 두 집안에 대대로 전해진 거예요. 그리고 다시 아이와 손자에게로 전해져요.

유전자가 몸을 만들어요

유전자 조합은 사람에 따라 달라요. 가족이라도 유전자가 똑같은 사람은 한 명도 없어요. 몸의 어느 세포라도 그 유전자를 조사하면 누구 몸의 일부인지 알 수 있어요.
부모와 자식이 닮는 것은 부모에게서 절반씩 유전자를 받았기 때문이에요. 다만 유전자 조합은 완전히 우연에 의해 결정돼요.

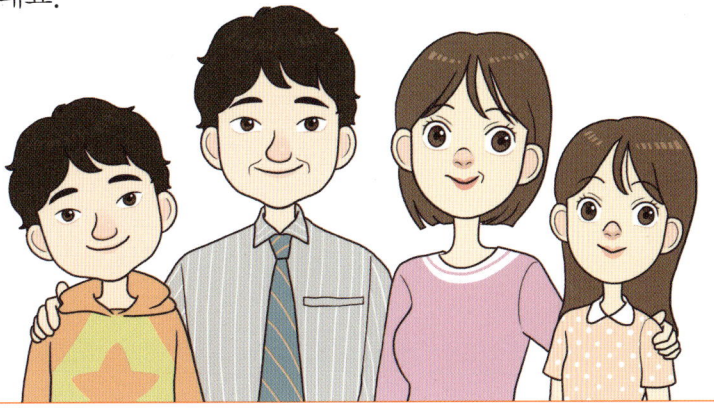

유전자로 정해지는 것과 정해지지 않는 것

부모님에게 많은 유전자 정보를 물려받지만 그것만으로 사람의 능력이나 성격이 결정되는 것은 아니에요. 환경과 교육, 노력 등이 달라지면 다른 사람이 돼요.

정해지는 것
성별, 눈 색깔이나 피부색, 몸의 형태와 혈액형 등

정해지지 않는 것
산수를 못한다, 달리기가 빠르다, 생활 환경이나 학습으로 달라지는 것 등

DNA 감정

DNA를 구성하는 염기 배열의 특징으로 누구인지를 식별하는 것이에요. DNA는 사람의 몸을 이루는 모든 세포에 존재하고, 부모에게서 아이로, 아이에게서 손자로 이어지는 다양한 유전 정보를 갖고 있어요. DNA 염기 배열은 사람마다 달라요.

Q & A

Q 아빠는 수학을 잘했다는데 저는 못해요. 왜 수학 실력은 유전되지 않는 걸까요? (15세)

A 공부를 잘하고 못하고를 단순히 유전자 탓으로 돌릴 수는 없어요. 왜냐하면 수학을 잘하는지 못하는지는 매일 얼마나 노력하고 공부했느냐의 문제이고, 학습 환경이 수학을 쉽게 이해하는 데 적합한지 적합하지 않은지에 달려 있기 때문이에요. 수학을 잘하는 아빠에게 잘 배우는 것도 좋은 방법이겠네요. 사람은 저마다 개인차가 있기 때문에 아빠처럼 잘할 수 있을지 잘 모르겠지만, 일단은 스스로 노력하는 게 중요해요.

08 쌍둥이

쌍둥이는 일란성 쌍둥이와 이란성 쌍둥이가 있어요. 얼굴, 목소리, 키까지 똑같은 쌍둥이는 대개 일란성 쌍둥이에요. 유전자도 같아서 겉으로 보기에는 구별하기 힘들 정도로 닮았어요.

한편 전혀 닮지 않은 쌍둥이도 있어요. 우연히 엄마 배 속에 있던 시기가 같아서 동시에 태어난 형제자매지요. 이 쌍둥이를 이란성 쌍둥이라고 해요.

한국에서는 100명 중에 5.8명이 쌍둥이로(2022년 기준), 10년 전보다 약 2배나 증가했어요. 결혼 시기가 늦어지면서 임신이 어려워지자, 인공 수정이나 시험관 아기 시술을 시도하는 사람들이 늘어났기 때문이에요.

일란성 쌍둥이

하나의 수정란이 어떤 영향으로 두 개로 분열하여 두 개의 개체가 된 쌍둥이예요. 이들은 태반을 공유해요. 남자와 남자, 여자와 여자의 조합으로 태어나요.

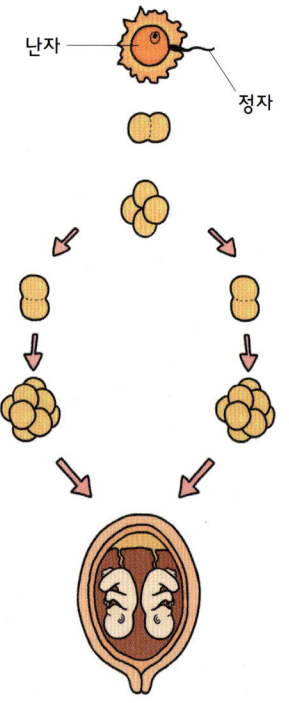

이란성 쌍둥이

한 번에 두 개의 난자가 난소에서 배란되어 수정된 쌍둥이예요. 태반이 두 개 있어요. 남자와 남자, 여자와 여자, 남자와 여자의 조합으로 태어나요.

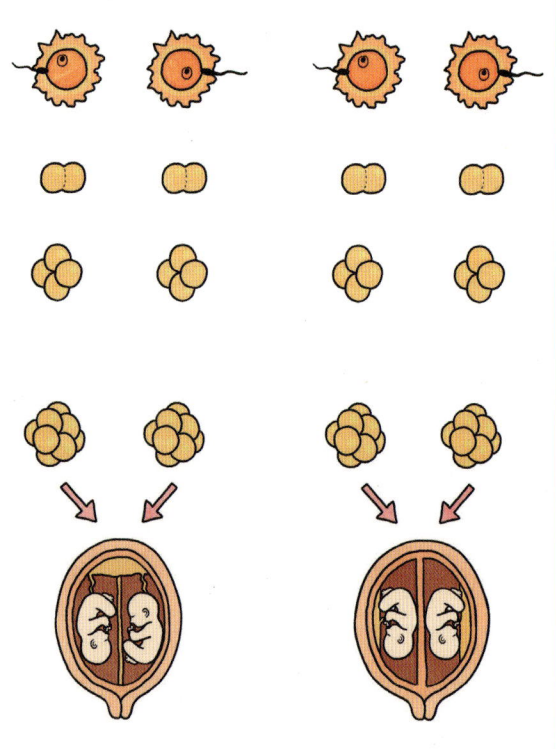

닮은 쌍둥이와 닮지 않은 쌍둥이

일란성 쌍둥이
일란성 쌍둥이는 반드시 성별이 같고, 얼굴 생김이나 행동이 닮아요.

이란성 쌍둥이
이란성 쌍둥이는 같은 성별로 태어나기도 하고 다른 성별로 태어나기도 해요. 일란성 쌍둥이와 달리 얼굴이나 몸짓이 별로 닮지 않아요.

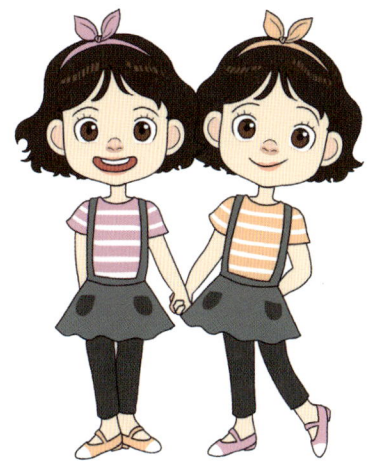 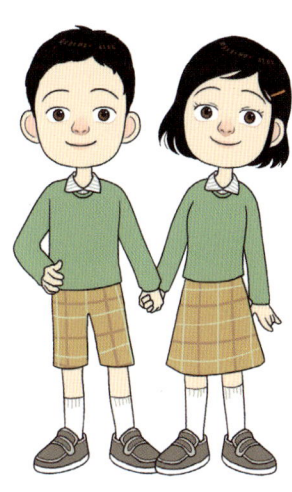

일란성 쌍둥이는 너무 똑같아서 두 사람을 헷갈리는 경우도 있어요. 이들이 똑같은 유전자(DNA)를 갖고 태어나기 때문이에요. 부모조차 헷갈려서 아기 때는 두 아이가 바뀌지 않도록 손목에 이름 팔찌를 해 주는 등의 조치가 필요해요.

쌍둥이지만 키, 얼굴, 성격이 조금씩 다르기도 하고, 전혀 닮지 않거나 성별이 다른 경우가 이란성 쌍둥이예요.

아기 한 명을 키우는 것도 여간 힘든 일이 아닌데, 동시에 두 아이가 태어났으니 쌍둥이를 키우기는 보통 어려운 게 아닐 거예요. 하지만 그만큼 기쁨도 크겠지요.

Q & A

Q 일란성 쌍둥이는 각자 다른 집에서 자라도 똑같은 생각을 하거나 똑같은 행동을 하나요? (13세)

A 일란성 쌍둥이는 같은 유전자를 지니고 태어나요. 같은 유전자를 가진 일란성 쌍둥이가 같은 집에서 자라면 비슷한 외모와 비슷한 성격을 갖게 되고 비슷한 병에 걸리기 쉽다고 해요. 그러나 사회에 나가면 각자 다른 경험을 하고 다른 친구를 사귀게 돼요. 생활 환경(먹는 것이나 인간관계 등)이 달라지면 일란성 쌍둥이도 조금씩 성격이 달라지기도 해요. 특히 사춘기 이후 따로따로 행동하는 일이 많아지고, 또 어른이 되어 따로 살게 되면 서로 다른 인격을 지닌 인간으로 성장해요. 처음부터 따로따로 자라면 키워 준 사람의 영향을 받아서 겉모습은 닮았어도 알맹이는 완전 다른 어른이 될 거예요.

09 임신일 때 나타나는 변화

텔레비전 드라마를 보면 여자가 갑자기 입을 가리고 화장실로 달려가는 장면이 종종 나와요. 아기를 가졌다는 사실을 넌지시 알려 주는 거예요. 자궁 안에 새 생명의 싹이 생기면 속이 메슥메슥해지는 경우가 있는데, 이것을 '입덧'이라고 해요. 입덧은 임신 초기에 흔히 나타나는 증상이에요.

수정란이 착상했을 때부터를 임신이라고 보는데, 이때 호르몬의 균형이 변하여 몸에 미묘한 변화가 나타나요. 물론 개인차가 있어서 입덧을 심하게 하는 사람도 있지만 전혀 하지 않는 사람도 있어요.

임신 초기에는 몸과 마음이 불안해지기 쉬우므로 주위에서 잘 돌봐 주어야 해요. 임신 가능성이 있는 사람은 성관계를 한 뒤 자기 몸의 변화에 주의를 기울일 필요가 있어요.

월경이 늦어져요

월경이 예정일보다 2주 이상 늦어지면 임신 가능성이 있어요. 평소에 '월경 달력'을 기록해 두는 게 좋아요.

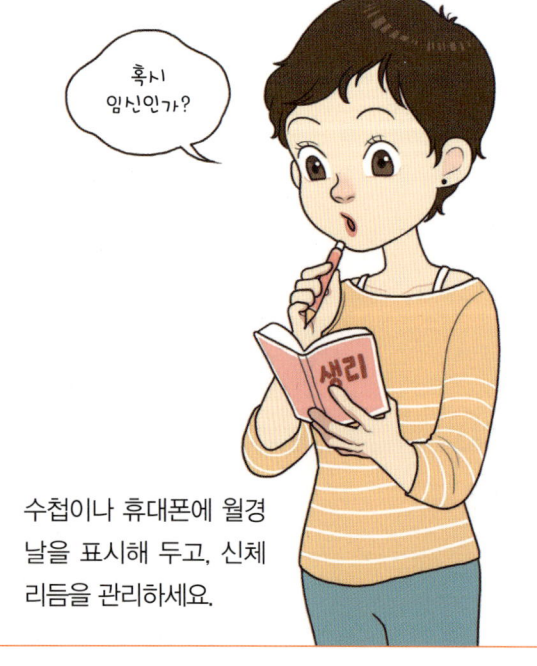

수첩이나 휴대폰에 월경 날을 표시해 두고, 신체 리듬을 관리하세요.

기초 체온이 올라가요

기초 체온을 재는 습관을 들이세요. 기초 체온은 아침에 일어나 움직이기 전에 재야 해요.

배란 후 여성의 몸은 체온이 높은 고온기에 접어들고, 임신을 하지 않으면 2주 정도 지나 체온이 내려가는 저온기에 들어서요. 2주가 지나도 고온기가 지속되면 임신 징후라고 생각해도 좋아요.

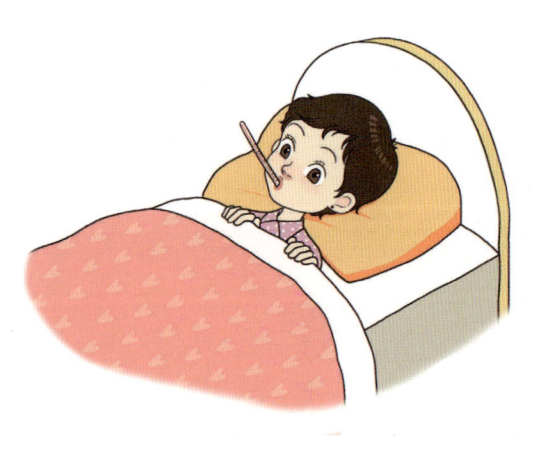

임신했을 때 몸에 나타나는 변화들

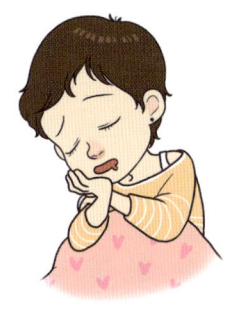
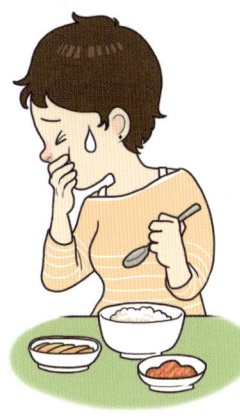
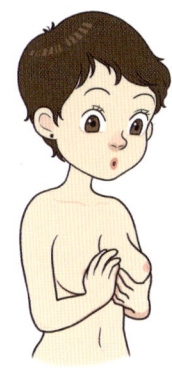

- 졸리고 나른해요.
- 마음이 초조해요.
- 약간의 질 출혈이 있어요.
- 구역질이나 구토를 하고, 좋아하는 음식이 싫어지거나 싫어하는 음식을 좋아하게 되는 등의 입덧이 생겨요.
- 유방이 부어요.
- 호르몬 작용으로 몸이 변하는데, 사람마다 달라요.

임신 검사

임신 여부는 산부인과에서 검사를 받는 것이 가장 정확해요. 이때 유산 위험이나 임신에 관련된 질병도 알 수 있어요.

약국 등에서 파는 임신 진단 시약으로 임신인지 알아볼 수 있는데, 임신 가능성이 있다고 판단되는 사람은 가능한 한 빨리 의사의 검진을 받는 게 좋아요.

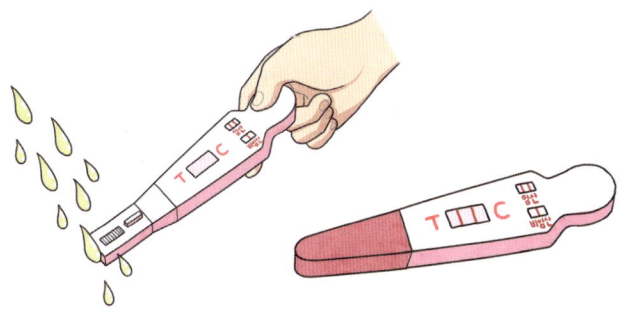

임신 진단 시약

월경이 늦어지면 월경 예정일 일주일 뒤부터 임신 진단 시약을 오줌에 담가 반응이 있는지 볼 수 있어요. 한 줄이 나오면 음성으로 임신이 아니에요. 두 줄이 나오면 양성으로 임신 가능성이 있는 거예요.

Q & A

Q 기초 체온표를 적어 보고 싶은데, 여성용 기초 체온표나 체온계는 어디서 구할 수 있나요? (16세)

A 훌륭해요. 자기 몸을 잘 아는 것이 자립의 첫걸음이에요. 빨리 시작할수록 좋아요.
여성용 체온계, 기초 체온표는 약국이나 건강 기구 파는 곳에 있어요. 일정 기간 동안 기록을 보존할 수 있는 체온계도 있어요. 기초 체온은 월경 달력에 기록해 두면 편한데, 인터넷에서 기초 체온표를 내려받을 수도 있어요.
아침에 이불에서 나오기 전에 체온을 재요. 일어나서 몸을 움직이기 시작하면 정확한 결과를 얻을 수 없어요. 재지 못한 날이 있더라도 몇 달 동안 하다 보면 몸의 리듬을 파악하는 귀중한 데이터가 돼요. 다만 기초 체온을 기록하는 것은 어디까지나 체내 주기를 파악하기 위한 수단이지 피임의 방법은 아니에요.

10 피임

성관계를 하면 언제든 임신할 가능성이 있어요. 임신을 원하지 않을 경우에는 반드시 피임을 해야 해요. 피임이란 정자와 난자가 만나지 않도록 막는 거예요. 몇 가지 방법이 있는데, 어떤 방법을 쓰더라도 100퍼센트 피임을 보장할 순 없어요. 몇 가지를 아울러서 하면 좀 더 확실하게 피임을 할 수 있겠지요.

성관계를 하는 사람은 원하지 않는 임신을 피하기 위해 피임의 지식을 익히고, 실행할 수 있어야 해요. 피임은 원하지 않는 임신을 막기 위해 인간이 만들어 낸 문화예요.

콘돔을 사용해요

발기한 남성의 음경에 씌워서 사용해요. 다만 성관계 도중에 끼우거나 잘못 끼우면 피임에 실패할 수도 있어요. 콘돔에 구멍이 생기거나 크기가 맞지 않는 경우에도 실패할 가능성이 높아져요. 콘돔은 성매개 감염병 예방에도 효과가 있어요.

콘돔 끼우는 방법

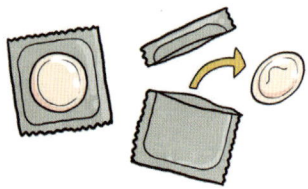
1. 봉투에서 꺼내요.

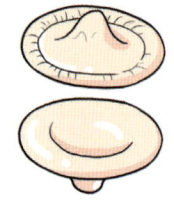
2. 겉과 속을 확인해요.

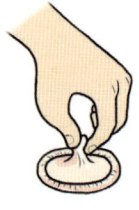
3. 정액이 모이는 끝 쪽 부분을 쥐고 공기를 빼요.

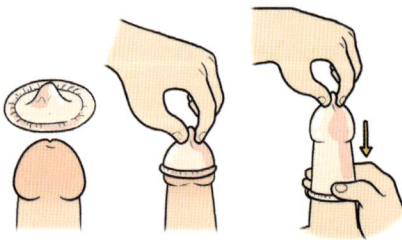
4. 귀두 위에 얹고 음경 뿌리를 향해 굴리면서 씌워요.

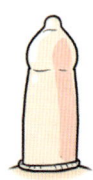
5. 뿌리까지 단단히 씌워요.

콘돔 빼는 방법

사정을 하고 나면 정액이 새지 않도록 조심하면서 빨리 벗겨요. 사용한 콘돔은 가운데를 묶어 휴지에 싸서 버려요.

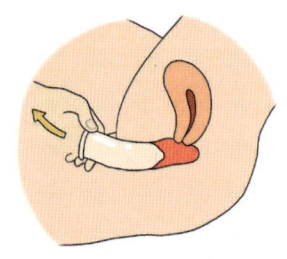
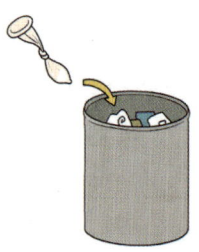

경구 피임약을 먹어요

경구 피임약은 여성이 매일 정해진 시간에 복용함으로써 배란을 억제하는 약이에요. 나라에 따라 처방이 필요한 곳도 있는데, 한국에서는 처방 없이도 약국에서 살 수 있어요.

약을 처음 먹고 일주일이 지나지 않아서 성관계를 하거나, 일주일 중 한 번이라도 잊어버리고 약을 안 먹었을 때는 피임 효과가 없어요.

경구 피임약을 먹으면 피임 효과뿐 아니라 배란 전후의 호르몬 변동이 줄어들어서 월경전 증후군(불안감, 복통 등)이 가벼워지고, 배란에 의한 난소 손상이 줄어 난소암에 걸릴 위험도 낮춘다고 해요. 다만 경구 피임약은 성매개 감염병을 예방할 수 없어요.

그 밖의 방법

페서리

고무로 된 얇은 반구형 피임 기구로, 자궁 입구를 막아 정자가 자궁 안으로 들어가는 것을 막아요. 피임 젤리를 함께 사용해요.

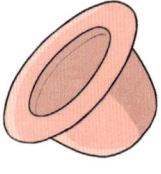

IUD(자궁 내 피임 용구)

산부인과에서 자궁 안에 집어 넣는 시술을 받아요. 출산 경험이 없는 사람은 자궁이 잘 열리지 않기 때문에 주로 출산 경험사에게 시술해요.

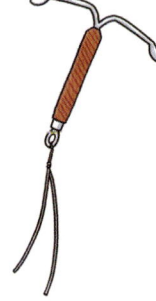

불임 수술

남자는 정관, 여자는 난관을 잘라 내는 수술이에요.

임신에 대해 깊이 생각해요

피임에 대한 지식이 없고, 상대와 피임 이야기를 나눌 수도 없다면 아직 성관계를 할 자격이 없다고 봐야 해요. 또한 피임은 지식뿐 아니라 정확한 기술이 필요해요. 남성은 콘돔을 끼우는 방법을 올바르게 익혀 두어야 하고, 여성은 스스로 기초 체온을 측정하여 자기 몸 상태를 잘 알고 있어야 해요.

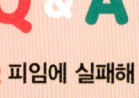

Q & A

Q 피임에 실패해 버렸어요. 어떡하면 좋을까요? (20세)

A 성관계 후 72시간 내에 복용하면 임신을 막을 수 있는 약이 있어요. 응급 피임약이라고 하는데 의사의 처방이 필요해요. 대량의 호르몬을 주입하여 강제적으로 배란을 막거나 수정란의 착상을 방해하는 거예요. 많은 양의 호르몬을 한번에 주입하는 것이므로 부작용도 많으니, 자주 사용하지 않도록 해요. 왜 피임에 실패했는지 원인을 잘 생각해 보고 두 번 다시 같은 실수를 하지 않도록 해요.

Q 피임에 대해 남자 친구와 이야기할 수가 없어요. 어떡하면 좋을까요? (18세)

A 피임 방법을 정확하게 익히도록 해요. 그리고 단단히 마음먹고 남자 친구와 이야기를 하는 거예요.

자기 몸과 마음에 관련된 일이에요. 만약 이런 중요한 일을 말도 꺼내지 못하게 하거나, 말해도 들어주지 않거나, 피임에 협조하지 않는다면 성관계를 해서는 안 돼요. 성관계는 사랑을 확인하는 멋진 일이기도 하지만, 임신 가능성이나 감염의 우려도 있는 행위예요. 자기 자신에게 아주 중요한 문제라는 것을 잊지 마세요. 피임하자고 하면 상대방이 싫어할 거라고 생각하는 여자들이 있는데, 정말로 여러분을 사랑한다면 여러분이 상처받지 않도록 배려할 거예요.

11 인공 임신 중절

인공 임신 중절이란 임신을 확인한 뒤, 그 임신을 인위적으로 중단시키는 걸 말해요. 중절, 또는 낙태라고 해요. 원치 않는 임신을 했거나 산모의 건강에 이상이 있을 때 할 수 있어요.

인공 임신 중절 수술을 할 경우 검증된 산부인과에서 의사와 상의하여 수술을 해야 하고, 임신 초기일 수록 더 안전해요.

하지만 인공 임신 중절 수술은 여성의 몸에 큰 부담을 주고 죄책감이나 불안감, 우울감 등을 겪게 할 수 있어요. 임신을 원치 않을 때는 성행위를 할 때 반드시 피임을 확실하게 해야 해요.

인공 임신 중절 방법

약을 사용하는 방법

임신 약 9주까지는 약을 사용하여 임신을 중단할 수 있어요. 임신 중지 약물을 사용하면 출혈이 시작되면서 유산이 돼요. 사람마다 다른 부작용이 나타날 수 있어요. 인터넷에서 구입하는 것은 불법이니 꼭 산부인과 의사와 상담한 뒤, 처방받아야 해요.

수술을 통한 방법

숟가락 모양의 기구나 집게로 태아와 태반을 긁어내거나 흡입 기능이 있는 관을 넣어 태낭을 빨아들이는 수술을 해요. 수술에 걸리는 시간은 10분에서 15분 정도예요. 통증과 출혈이 적으므로 몸 상태가 나쁘지 않으면 그날 퇴원할 수 있어요.

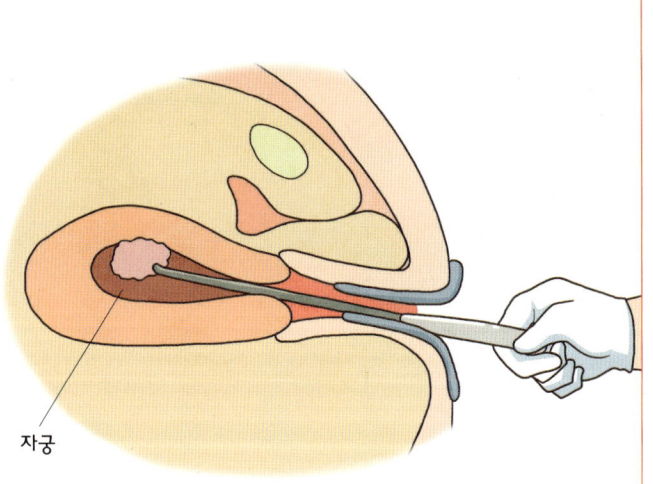

자궁

임신 중기의 수술 (임신 12주째 이후)

약으로 진통을 유도해서 출산과 똑같은 과정을 거쳐요. 진통까지 며칠이 걸리고 사흘 이상 입원해야 하고 몸에 대한 부담도 초기에 비해 커요.

임신 주수를 세는 방법

마지막 월경일을 임신 첫날로 세요. 월경이 하루 늦어 그날 검사를 받고 임신인 걸 알았다면 임신 5주에 접어든 거예요.(월경 주기를 28일로 했을 때) 예를 들어 7월 1일에 마지막 월경이 시작되었고, 8월 5일에 임신을 알았다면 임신 5주째에 접어든 거예요.

인공 임신 중절 수술에서 가장 중요한 건 시기예요. 항상 자신의 월경일을 잘 기록해 두고 월경이 늦어지지 않는지 잘 체크해 보세요.

인공 임신 중절에 대한 법률의 변화

2020년 이전

유전학적 질환, 전염성 질환, 강간에 의한 임신, 혈족 간의 임신에 의한 경우 또는 임신으로 산모의 건강을 심각하게 해칠 경우에만 산모 본인과 배우자의 동의를 받아 임신 24주 이내에 임신 중절 수술이 가능했어요.

2020년 이후

산모 본인이 원하는 경우 특별한 조건 없이 임신 중절 수술을 할 수 있어요. 수술을 할 수 있는 마지막 시기는 대략 임신 14주까지로 보지만, 사람마다 의견이 달라 아직 명확히 정해지지 않았어요. 개개인의 건강 상태와 임신 주수에 따라 수술 가능 여부가 달라지니 산부인과 의사와 반드시 상의해야 해요.

Q & A

Q 임신했을지도 모르는데 어떡하면 좋지요? (18세)

A 자기 몸에 일어난 중요하고 긴급한 일이에요. 마음을 단단히 먹고 빠르게 행동해야 해요. 먼저 임신했다면 몇 주째인지 가능한 한 빨리 확인하세요. 이번 월경 예정일보다 하루라도 늦었고 만약 임신이 된 상태라면 (2주 전에 성관계를 했다 할지라도) 이미 임신 2개월째에 접어든 거예요. 바로 부모님이나 믿을 만한 어른과 의논하여 산부인과 진료를 받으세요. 성관계 상대에게도 알려서 같이 상의하도록 해요.

혹시 임신이 아니란 걸 확인했다고 해도 안심하면 안 돼요. 다시는 이런 실수를 하지 않도록 피임을 단단히 하세요. 상대가 피임에 비협조적이라면 단호하게 성관계를 거부하세요.

3장

사춘기 마음의 변화

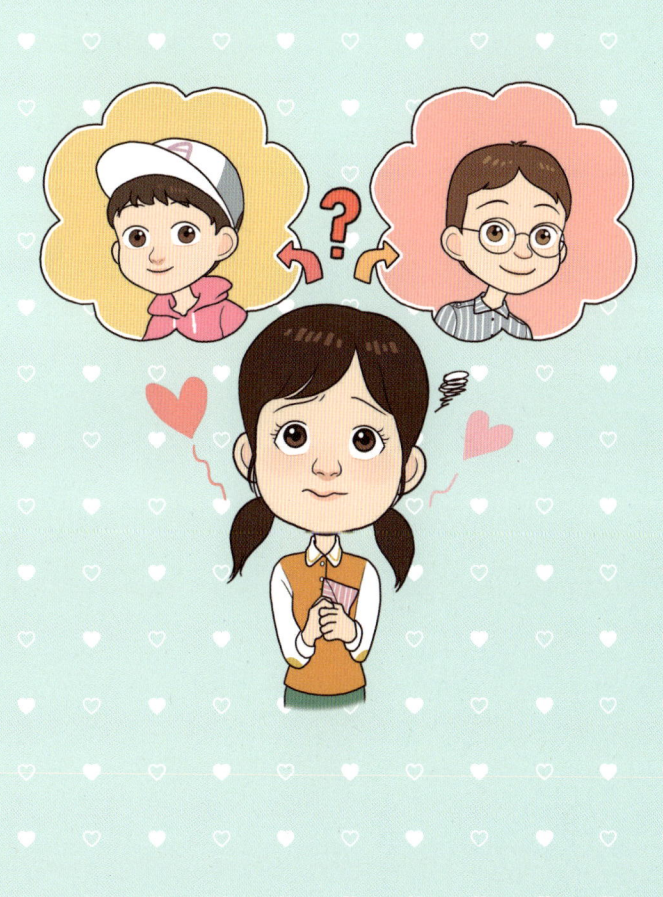

01 성에 대한 관심

초등학교 고학년부터 중학생 무렵에 사춘기를 맞이하는데, 이 시기에 2차 성징으로 몸의 변화가 시작되면 자신이 이성과 다르다는 것을 뚜렷하게 의식하게 돼요.

학교 안에서도 남녀가 서로를 의식하고 행동하는 모습이 눈에 띄기 시작해요. 체육 시간에 수업을 위한 것인데도 손잡기를 꺼리거나, 반에서 남녀가 대립하는 일도 자주 생겨요. 서로 반발하거나 경계하는 것은 남녀 모두 남자로서, 또는 여자로서의 자기 매력을 자각하기 때문이에요. 상대의 시선을 지나치게 의식하거나 성적 관심이 높아지는 자신의 마음을 솔직하게 받아들이지 못하는 것이죠. 구체적으로 좋아지는 대상이 생기고 그 사람과 단둘이 있고 싶어지기도 해요.

심장이 벌렁벌렁, 좋아하는 건가요?

한 아이가 갑자기 눈에 들어왔어요. 하루 종일 그 애 생각만 나고, 어느새 멍하니 쳐다보고 있게 돼요. 공책에 이름을 써 보기도 해요. 또 괜히 그 아이를 놀리고 싶고, 못살게 굴고 싶기도 해요. 옆에 있으면 심장이 벌렁벌렁 떨리고 얼굴이 빨개지기도 해요. 처음으로 누굴 좋아하면 이런 마음의 변화가 생기고 적잖이 당황할 수 있어요.

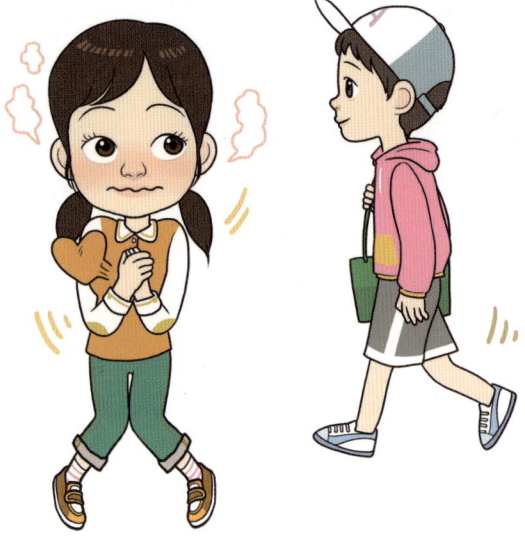

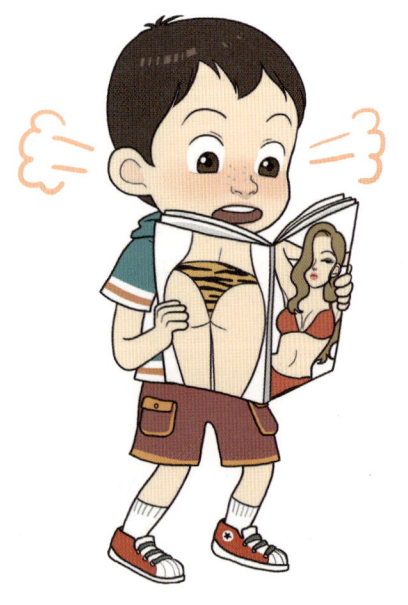

혹시 변태가 아닐까요?

잡지나 지하철의 광고, 텔레비전, 인터넷 배너 광고 등에 수영복 차림의 모델이나 남녀의 키스 장면 등이 나올 때면 나도 모르게 자꾸 시선을 빼앗겨요. 가슴이 두근거리기도 하지만 보고 싶다는 욕구도 억제할 수 없어요. 도서관이나 컴퓨터에서 성에 관한 정보를 찾아보기도 해요.

만지지 마세요!

지금까지는 자연스럽게 스킨십을 해 오던 이성인 아빠나 엄마, 학교 선생님의 행동이 왠지 꺼려질 수 있어요. 남자아이, 여자아이 할 것 없이 모두 느끼는 감정이죠. 어깨에 손을 대면 피하고 싶어지기도 하지요. 또 남성 헤어 용품이나 여성 화장품 냄새에 민감해지기도 해요.

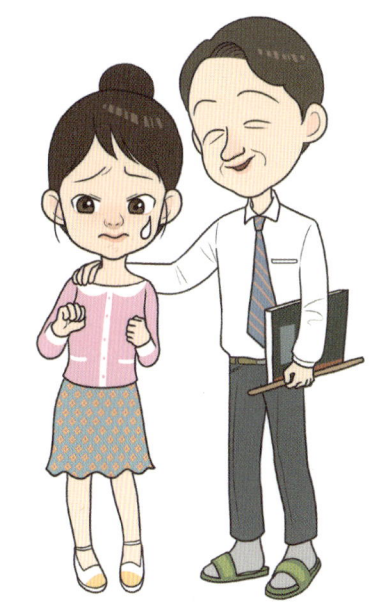

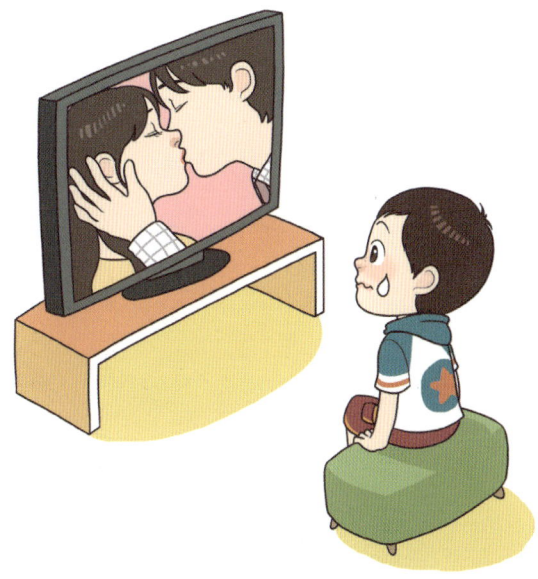

키스하는 모습을 보는데 왜 이러지?

텔레비전에서 키스 장면을 보거나, 거리에서 서로 부둥켜안고 있는 커플을 보면 심장이 콩닥거리거나 기분이 들떠 가라앉지를 않아요. 생식기 주변이 왠지 근질근질하거나 남자아이의 경우는 발기해 버리는 경우도 있어요.

포옹하고 싶고 뽀뽀하고 싶어요

남자뿐 아니라 여자도 좋아하는 아이와 껴안거나 뽀뽀하는 꿈을 꿔요. 남자아이는 꿈을 꾸다가 몽정을 하기도 하지요. 성적인 욕구가 높아지면 자기 생식기를 만지고 싶어져요. 성적 욕구는 개인차가 있지만, 머지않아 사랑하는 사람을 만나 신뢰와 애정을 바탕으로 성적 관계를 맺으며 살아가기 위해 사춘기에 찾아오는 생리적 욕구 가운데 하나예요.

선생님의 도움말

사람이 동물과 다른 점 중 하나는 성욕을 느낀다고 언제든지 성욕을 채우는 행동을 하지는 않는다는 점이에요. 사람은 성욕을 느껴도 꾹 참거나 자위로 풀거나 취미 활동에 몰두하는 등 돌려서 해결할 수 있어요. 이런 걸 성욕 조절이라고 해요.

사람에게는 성욕을 느끼는 뇌와 생각하는 뇌가 이웃해 있어서 생각하는 뇌가 '이건 지금 하면 안 돼.', '아직 성관계는 일러.' 등으로 행동을 조절해요. 거꾸로 야한 사진을 보거나 좋아하는 사람을 생각하면 성욕이 일기도 해요. 생각하는 뇌가 성욕을 느끼는 뇌를 자극하기 때문이지요.

02 좋아하는 마음

자기다움을 추구하는 시기가 되면 자기를 좋게 생각해 주는 사람, 자기와 어울리는 사람을 찾게 돼요. 드라마나 만화 등의 영향도 있겠지만, 사춘기가 되면 생식샘 자극 호르몬이 활발해짐으로써 '저 애랑 단 둘이 있고 싶어.', '나만 봐 줬으면 좋겠어.'라는 욕구가 더욱 강렬해져요. 잘 보이고 싶은 마음에 오로지 옷이나 머리 모양에만 신경을 쓰기도 하고, 나쁜 짓을 하거나 어른에게 반항을 하는 등 일부러 눈에 띄게 행동해서 관심을 끌기도 해요. 반대로 좋아하는 사람 앞에서 자연스럽게 행동하지 못해서 만남을 기피하거나 고민하는 일이 생기기도 해요.

눈에 띄고 싶어요

좋아하는 사람이 앞에 있으면 괜히 눈에 띄는 행동을 하고 싶어지기도 해요. 이상하게 목소리가 커지고, 으스대느라 행동이 커지고, 일부러 우스꽝스런 행동을 하기도 해요. 또 특출하게 눈에 띄고 싶어서 기타, 노래, 운동 등 자기가 잘하는 분야에서 활약하는 모습을 보여 주고 싶어지지요.

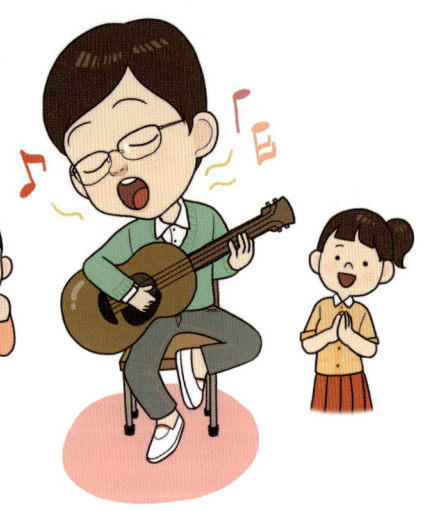

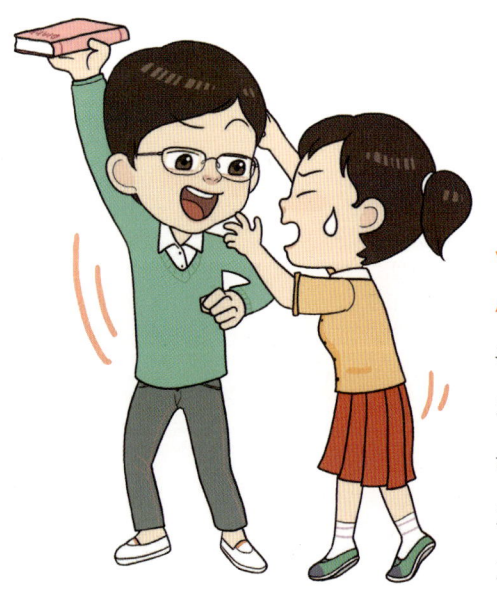

일부러 괴롭혀요

좋아하는 아이의 관심을 끌려고 일부러 그 아이가 싫어하는 걸 말하기도 해요. 그 아이에 대한 일이라면 뭐든 알고 싶어 하면서도 반대로 심술궂게 대하거나, 난처하게 만들고 싶어져요. 무슨 수를 써서라도 조금이라도 자기에게 눈길을 주기를 바라기 때문이에요.

이유 없이 창피해져요

좋아하는 사람이 생기면 지금까지 아무렇지도 않게 했던 일이 갑자기 부끄러워지고 잘하던 것도 못하게 되는 사람이 있어요. 급식 시간에 더 먹지도 못하고 큰 소리로 노래하는 것도 창피해지고 영어 발표를 하기가 거북해지기도 해요. 좋아하는 사람에게 자신의 결점을 보여 주기 싫기 때문이에요.

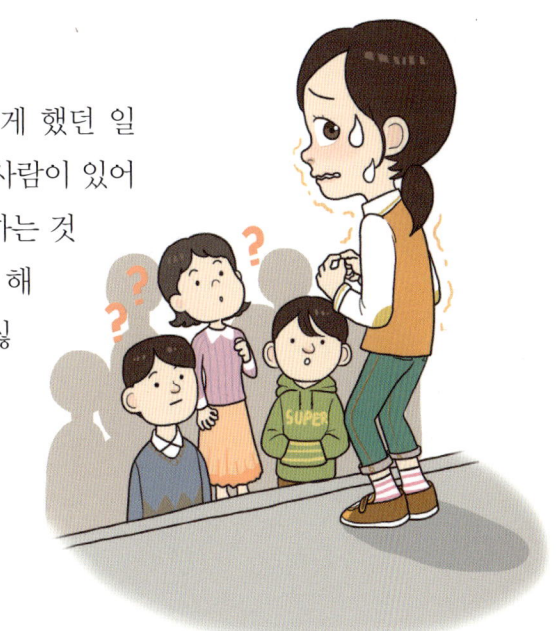

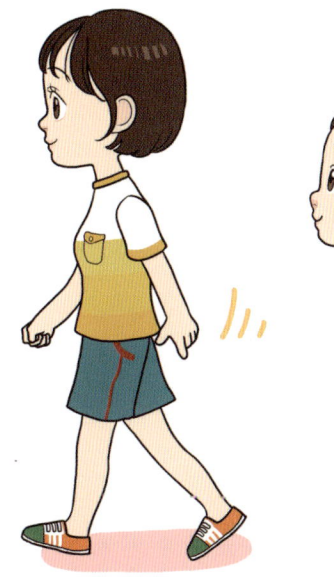
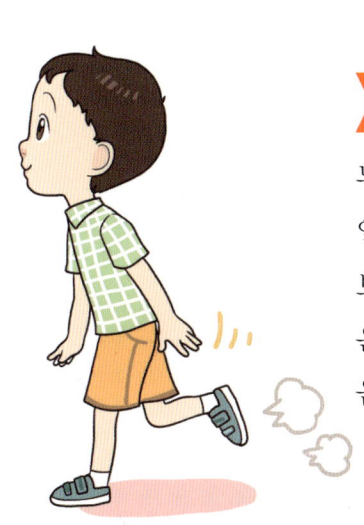

누나나 오빠가 좋아져요

누나나 오빠 같은 이성 형제를 좋아하게 되는 일도 종종 있어요. 이성으로서의 관심이라기보다 이상형과 겹쳐서 생겨나는 동경에 가까운 마음이니, 연애와는 다른 감정으로 자기 마음을 정리해 보세요.

Q & A

Q 이성을 신경 쓰고 가까이하고 싶어 하는 내 자신이 싫어요. (14세)

A 상대와 친해지고 싶고 손을 잡고 싶고, 뽀뽀를 하고 싶고 끌어안고 싶고 성관계를 하고 싶은 욕구는 인간이 성장하면서 자연스럽게 나타나는 현상이지 절대 나쁜 일이 아니에요.
동물들은 발정기가 있어서 그 시기에만 성적 욕구가 강해져요. 하지만 사람은 2차 성징이 시작될 무렵부터 성적 욕구가 강해지고 연애 감정이 싹트고 호르몬에 의해 이성을 끌어들이는 몸의 작용이 일어나요. 또 여자와 남자 모두 2차 성징을 겪으면서 몸의 특징이 뚜렷해지기 때문에 시각적 자극을 받게 되고 점점 성욕이 강해져요. 성욕이 높아지는 자신을 나쁘다고 생각하거나 혐오할 필요는 없어요. 사람은 동물과 달리 성욕을 조절하는 힘도 갖고 있으니까요.

03 사랑

요즘에는 초등학생도 좋아하는 사람에게 사랑한다고 쉽게 말하고, 사귀기 시작하면 여자 친구, 남자 친구가 다른 사람과 이야기하는 것만 봐도 배신당했다고 말해요. 대체 사랑이라는 게 뭘까요?

사랑이라는 말을 붙일 수 있는 단어를 찾아보세요. 부모의 사랑, 부부의 사랑, 형제의 사랑, 스승과 제자의 사랑, 나라 사랑 등 많은 단어에 다양하게 쓰여요. 이걸 보면 사랑은 남녀 관계에만 한정된 건 아니고 가치 있는 것을 중요하게 여기는 인간의 따뜻한 마음이에요.

사랑한다는 것은 결코 상대방을 독차지하는 게 아니에요. 사랑하게 되면 그 밖에도 다양한 감정이 생겨나므로 찬찬히 자신과 마주해 보세요.

생각이 떠나지 않아요

공부를 해야 한다고 생각하면서도 어느새 그 사람의 이름을 공책 가득 끼적거리고 있는 자신을 발견하고 한숨을 쉬어요. 나를 어떻게 생각할지 궁금해서 거울만 보게 되고, 편지나 문자 메시지로 마음을 전할까 했다가도 부끄러워서 지워 버려요. 사랑에 빠졌을 때의 나는 평소의 나와 달라서 마음이 안정되지 않아요. 마음을 억눌러 보려고 해도 넘치는 생각으로 가슴이 벅차고 터질 것처럼 벌렁거려요.

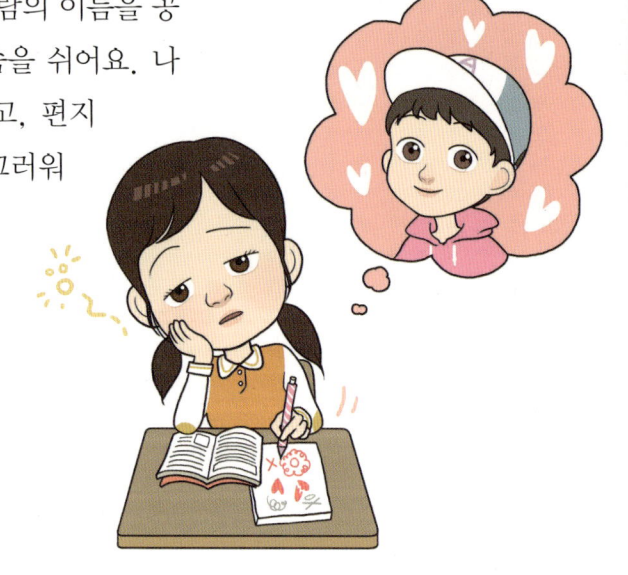

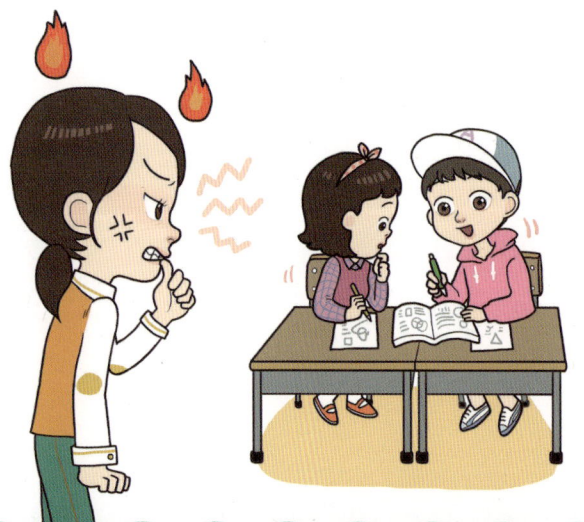

질투가 나요

좋아하는 사람이 다른 사람에게 친절하게 대하는 장면을 보면 괜히 속이 상하고 안절부절못해요. 좋아하는 사람이 친절하게 대한 그 사람을 제멋대로 경쟁 상대로 삼고는 없어졌으면 좋겠다고 생각할 때도 있어요.

잠을 못 이룰 정도로 괴로워요

상대를 좋아하는 감정이 한껏 높아지면 마음을 전하고 싶어져요. 고백하고 싶지만 자기를 어떻게 생각할지 알게 되는 게 두렵기도 해요. 거절당하고 상처받기도 싫지만 짝사랑만 하는 것도 힘들어서 밤잠을 못 이룰 정도로 괴로워요.

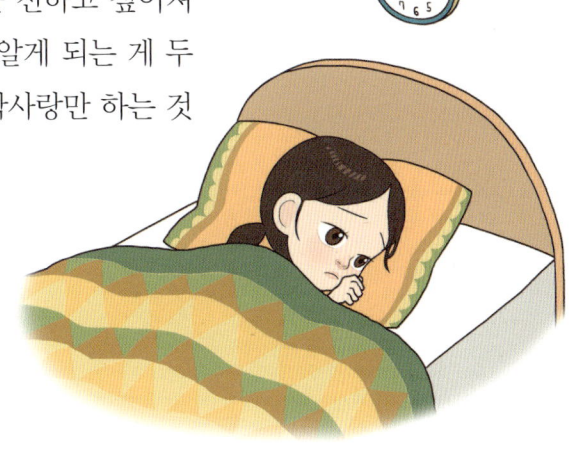

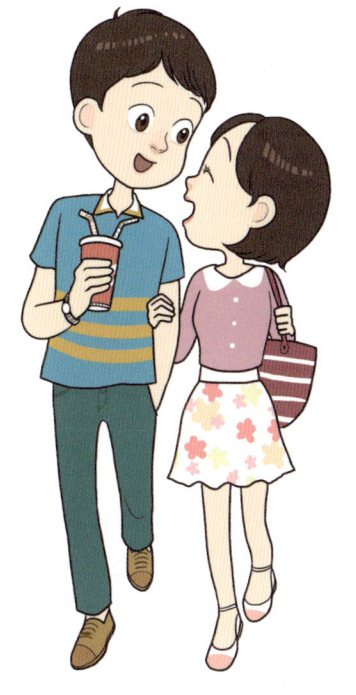

사랑을 하면 달라져요

옛날부터 '사랑을 하면 예뻐진다.', '재채기와 사랑은 숨길 수 없다.'라는 말이 있어요. 이처럼 사랑을 하면 다른 사람이 봐도 금방 알 수 있을 정도로 변화가 생겨요. 설레고 들뜬 마음이 얼굴에 드러나고, 좋아하는 사람을 생각하느라 식욕이 없어지고 잠을 설치기도 해서 '상사병'이라는 말이 있을 정도예요. 또한 사랑 영화를 찾아 보게 되고, 노래를 들으면 노랫말이 다 자기 얘기인 것만 같아서 눈물 짓거나 가슴 설레기도 하고 넋을 놓고 있기도 해요.

다양한 감정이 생겨나요

사랑하는 감정이 커질수록 지금까지 자신도 깨닫지 못했던 다양한 감정이 생겨나요. 길가의 꽃이나 작은 동물이 더욱 사랑스러워 보이고, 가족에게도 따뜻한 말투를 쓰게 되는 등 다양한 감정이 생겨나요.

상상력이 풍부해져요

사람을 사랑하게 되면 그 사람과 함께 지내는 미래를 상상하게 돼요. 사랑하는 사람을 지켜 주고 싶다는 감정이 샘솟아 오르기도 해요. 갑자기 환경 문제가 걱정이 되기도 하고 나라 밖에서 일어나는 전쟁도 걱정이 되고 지금까지와는 다른 모습이 돼요.

04 사랑과 우정 사이

초등학생에서 중학생이 되는 즈음에 친구 관계가 변하는 사람이 있어요. 유치원이나 초등학교 때는 별로 친하지 않았다가 같은 중학교로 진학하며 친해지기도 하고, 동아리나 학원을 같이 다니다가 취미와 관심이 비슷해서 친구가 되기도 해요.

이 시기에는 성적으로 어른스러워지고, 부모와 심리적인 거리가 멀어져서 비밀스런 고민을 털어놓을 친구의 존재가 더욱 중요해져요. 사이가 좋았던 친구와의 우정이 애정으로 발전하기도 해요. 최근에는 스마트폰이나 인터넷 등으로 친구를 만나기도 해서 사귀는 상대의 범위나 거리가 넓어지고 있어요.

남녀 사이에 우정이 있을까요?

사춘기가 되면 '남녀 사이에 우정이 있을까?'라는 질문에 관심이 높아져요. 함께 이야기해 보면 있다, 없다 의견이 분분하지요. 같은 질문을 어른들에게 던져 봐도 마찬가지예요.

우정이란 서로를 깊이 이해하려는 두 사람이 마음과 마음을 주고받는 것이에요. 거기에 성적인 관계까지 원한다면 우정에서 사랑으로 변해 가는 것이지요. 여러분의 생각은 어떤가요?

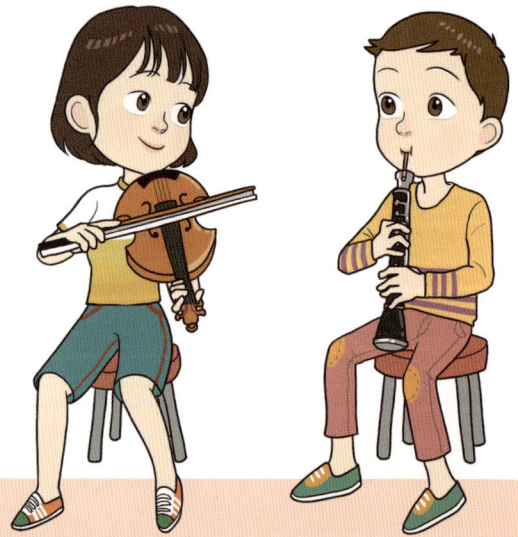

Q & A

Q 단체 미팅에서 알게 된 한 남자아이가 단둘이 만나자고 하는데 조금 무서워요. (15세)

A 무섭다는 느낌은 위험으로부터 자신을 지키기 위해 아주 중요한 감각이랍니다. 갓 태어난 아기도 공포심을 갖고 있어서 어둠, 요란한 소리, 불안감을 느끼면 큰 소리로 울어요. 만약 우리 친구가 그 남자아이한테 좋은 감정을 품고 있다고 해도 무섭다고 느낀다면 아직 상대방을 믿을 수 없다는 뜻이에요. 그렇다면 단둘이 만나는 건 피하는 게 좋아요. 상대방이 우리 친구를 정말로 좋아한다면 둘이서 만나도 좋다는 생각이 들 때까지 기다려 줄 거예요. 사람을 사랑한다는 것은 상대의 마음, 몸, 처지, 생각, 사는 방식, 생활 등까지 잘 이해하는 거예요. 그뿐만 아니라 그 사람이 원하는 것을 들어주고 싶은 간절하고 소중한 마음이에요.

어떻게 하면 친구를 사귈 수 있나요?

사춘기에는 친구 사귀기 어렵다거나 친구 없는 애로 보일까 봐 걱정이라는 등 친구와 관련된 고민이 많아요. 부모에게서 자립하는 시기이므로 흔들리는 자신을 지탱해 줄 친구를 찾으려는 욕구가 강해져요. 그러나 우정도 사랑과 마찬가지여서 그저 수동적으로 기다리기만 해서는 친구를 만날 기회가 없어요. 멋진 친구나 애인을 만나려면 먼저 자기 자신을 가꾸고 지성, 능력, 개성을 키워 인생을 적극적으로 살아야 해요. 자립해서 혼자서 살 수 있는 사람일수록 주위에 사람이 모이고, 또 그래야만 멋진 친구, 애인을 만날 기회가 늘어나요.

휴대 전화로 친구를 사귀어요

사춘기 아이들은 대부분 가족과 있기보다 친구랑 있기를 편안해하고 남자 친구 또는 여자 친구와 단둘이 있고 싶어 해요. 자립하는 시기를 맞아 몸과 마음, 성에 관한 비밀을 서로 나눌 수 있는 친구나 애인의 존재가 더욱 소중하기 때문이지요.

그러나 최근에는 문자 메시지나 SNS로 대화하는 게 일상화되면서 일일이 답장하는 게 부담이다, 행동을 감시당하는 것 같아서 싫다는 고민도 늘고 있어요.

또 휴대 전화에 지나치게 의존한 나머지 금방이라도 관계가 깨질까 봐 안절부절못하는 사람도 있어요. 금방 답장이 오지 않으면 친구나 애인이 자신을 피하는 게 아닌가 싶고, 학교 가기를 거부하거나 상대에 대한 원망과 질투심이 강해지기도 해요.

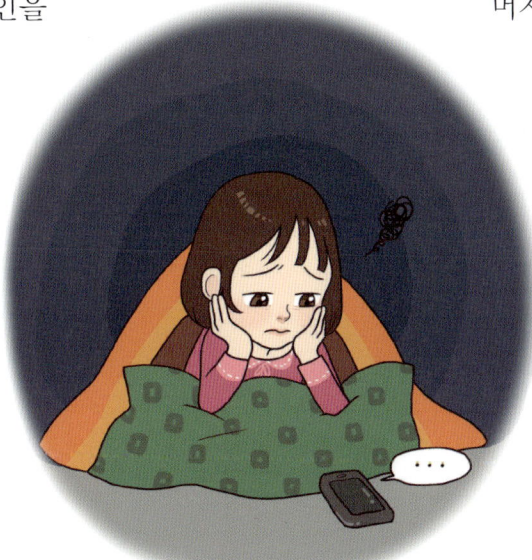

혼자 있는 걸 즐겨 봐요

자기와 잘 어울리고 믿을 수 있는 친구나 애인을 찾는 것은 어른에게도 어려운 일이에요. 모처럼 사귀게 되었다가도 사소한 감정이 엇갈려 '배신당했다.', '믿을 수 없게 됐다.'라며 괴로워하거나 실망하고 사람을 믿지 못하게 되어 버리기도 해요.

그러나 믿었던 사람에게 배반당하는 실망감, 상대에게 마음을 전하지 못하는 안타까움, 헤어짐의 슬픔 등을 맛보는 것도 인생을 사는 데 필요한 경험이에요. 사람은 누구나 혼자 태어나 혼자 죽고 일생을 마감해요. 친구에게만 의존하지 말고 고독과 잘 사귀는 것도 중요해요.

05 고백

좋아하는 마음은 삶을 밝고 즐겁게 해 줘요. 그런 마음이 점점 강렬해지면 상대에게 전하고 싶어지지요. 문자 메시지로 당장 사랑을 고백하는 것도 방법이지만, 두근두근 설레면서 고백할 방법을 고민하는 시간은 정말로 상대를 깊이 사랑하는지를 스스로 확인하는 시간이기도 해요. 근사하게 고백할 방법을 천천히 고민해 보세요. 고백 방법, 데이트 장소, 입을 옷에 대해 다른 사람들의 도움을 받는 것도 좋지만, 고백할 말이나 그 풍경을 상상하면서 고민, 고민한 끝에 자기만 할 수 있는 자기다운 고백을 생각해 보세요.

연애편지를 써 봐요

휴대 전화가 널리 보급되면서 사랑 고백도, 이별 통보도 문자 메시지로 끝내 버리는 사람이 있어요. 하지만 사랑하는 마음은 인생을 살며 몇 차례밖에 경험하지 못할 소중한 감정이에요. 그러므로 자기 인생의 드라마를 멋지게 연출할 수 있도록 고민해 보세요.

연애편지는 드라마, 영화, 시 등에 심심치 않게 등장하는, 연애에서는 빠뜨릴 수 없는 고백 수단이에요. 봉투를 고르고 제목을 고민하고 내용을 쓰는 동안 편지 받을 상대에 대한 마음이 더 뜨거워져요. 내가 쓴 글을 통해 상대방의 사랑을 다시 확인할 수 있어 행복한 마음에 빠져 들어요. 부치지 못하더라도 좋으니 좋아하는 사람에 대한 마음을 담아 꼭 한번 써 보길 바랄게요.

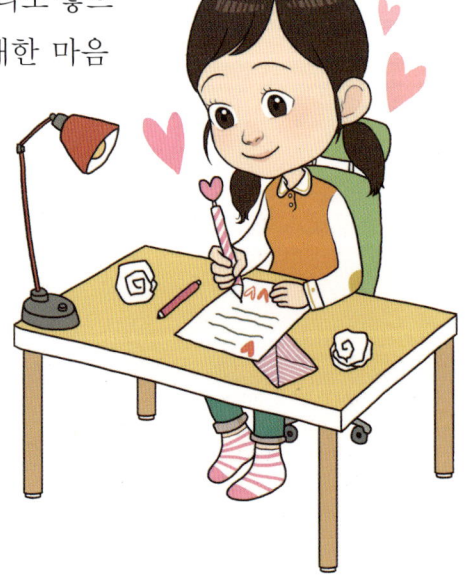

Q & A

Q 인터넷 채팅 친구에게 고백을 받았어요. 믿을 만한 사람이라 만나 보려고 하는데 괜찮을까요? (14세)

A 사춘기 아이들만이 아니라 어른들도 한 번도 만난 적 없는 사람과 메일을 주고받으며 고민을 털어놓거나 조언을 듣는 사이, 상대가 좋아지는 연애 감정에 빠질 수 있어요. 그러나 많은 경우에 그것은 착각일 수 있어요. 실제로 만난 적이 없는 사람에게 품은 감정은 '사랑에 빠진 자신을 사랑하는 것'에 지나지 않는 경우가 많아요. 채팅 친구로 만나 연애 관계로 발전하는 사례도 없지는 않지만, 서로 외로움을 달래려고 시작된 관계는 오래가지 않는 경우가 많은 것 같아요.

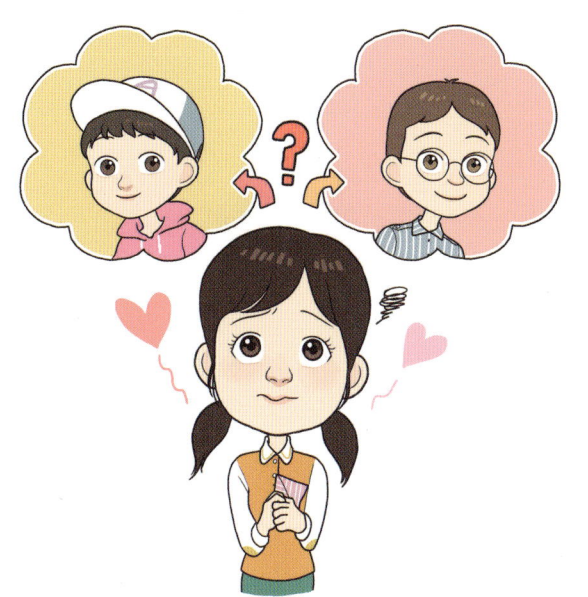

두 사람을 동시에 좋아할 수 있나요?

막 연애 감정이 싹트기 시작했다면 여태껏 경험해 본 적이 없는 감정이기 때문에 자기도 자기를 잘 이해하기 어려워요. 이상형이 뚜렷하게 있어서 그 이상형에 가까운 사람을 좋아하기도 하지만, 이상형과 전혀 다른데도 왠지 끌려 한눈에 사랑에 빠지는 경우도 있어요. 동시에 두 사람을 좋아하는 것도 이상형을 찾아가는 단계에 흔히 있는 일인데, 그건 연애가 아니라 그저 동경하는 단계일지도 몰라요.

짝사랑도 멋진 경험이에요

짝사랑에 빠져 있으면 고백을 하고 싶지만 할 수 없어서 괴로워요. 이미 애인이 있는 상대를 좋아하거나 아이돌, 연예인, 선생님 등 가까이 하기엔 너무 먼 사람에게 사랑하는 마음을 품게 되는 일도 있어요.
설령 이루어질 수 없는 사랑일지라도 누군가를 사랑한다는 행복감을 맛볼 수 있어요. 사람을 사랑하는 마음을 이해하고 나면 소설이나 역사책을 더 깊이 읽을 수도 있고, 음악이나 예술도 이전보다 너욱 풍요로운 마음으로 즐길 수 있어요. 사람을 사랑하기를 겁낼 필요는 없어요. 짝사랑도 멋진 경험이 될 수 있으니까요.

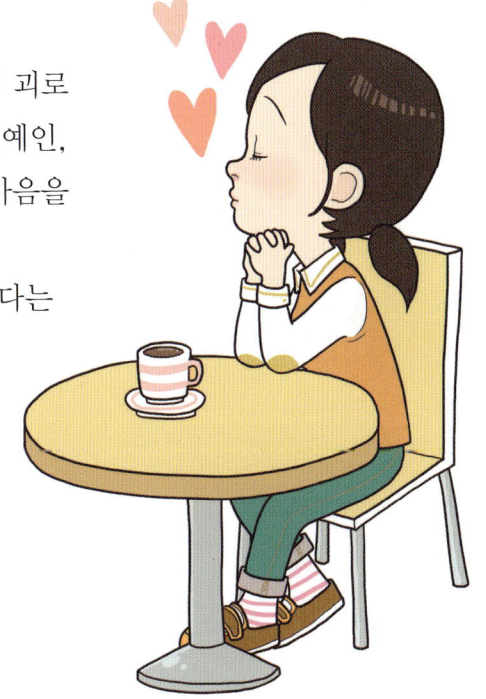

진짜 연애 해 보기

만화나 드라마 등의 영향을 받아 연애에 대한 이미지가 일찌감치 굳어 있는 사람이 있어요. 고백 방법이나 데이트 코스가 설명서처럼 이미 정해져 있고, 입고 갈 옷이나 선물, 이벤트 방법까지 미디어의 영향을 받는 경우도 있어요. 이렇게 보고 배운 연애에 얽매이지 말고 자기다움을 표현하는 진짜 연애를 해 보세요. 그러면 둘이 함께 있는 시간이 더욱 즐거워질 거예요.

06 성관계

좋아하는 이성과 서로 사랑하게 되면 이성 교제가 시작돼요. 그런데 남녀가 교제를 시작해 지속하는 것은 사춘기 때는 말할 것도 없고 어른에게도 어려운 일이에요. 좀 더 바람직한 관계를 만들기 위해서는 서로의 마음과 몸과 생활을 존중하는 마음가짐이 중요해요.

그리고 상대와 더욱 깊은 관계를 맺고 싶어져서 성적 욕구도 높아져요. 성적 욕구는 사람마다 원하는 정도가 다르기 때문에 상대방도 자기랑 똑같다고 생각하면 오해가 생길 수 있어요. 상대방에게 자신의 가치관을 강요한다고 해서 상대가 쉽게 받아들일 수 있는 건 아니에요. 또한 두 사람의 문제라 여기고 서로 합의하기만 하면 성관계를 해도 된다고 생각하는 것도 위험할 수 있어요.

성관계, 해도 될까요?

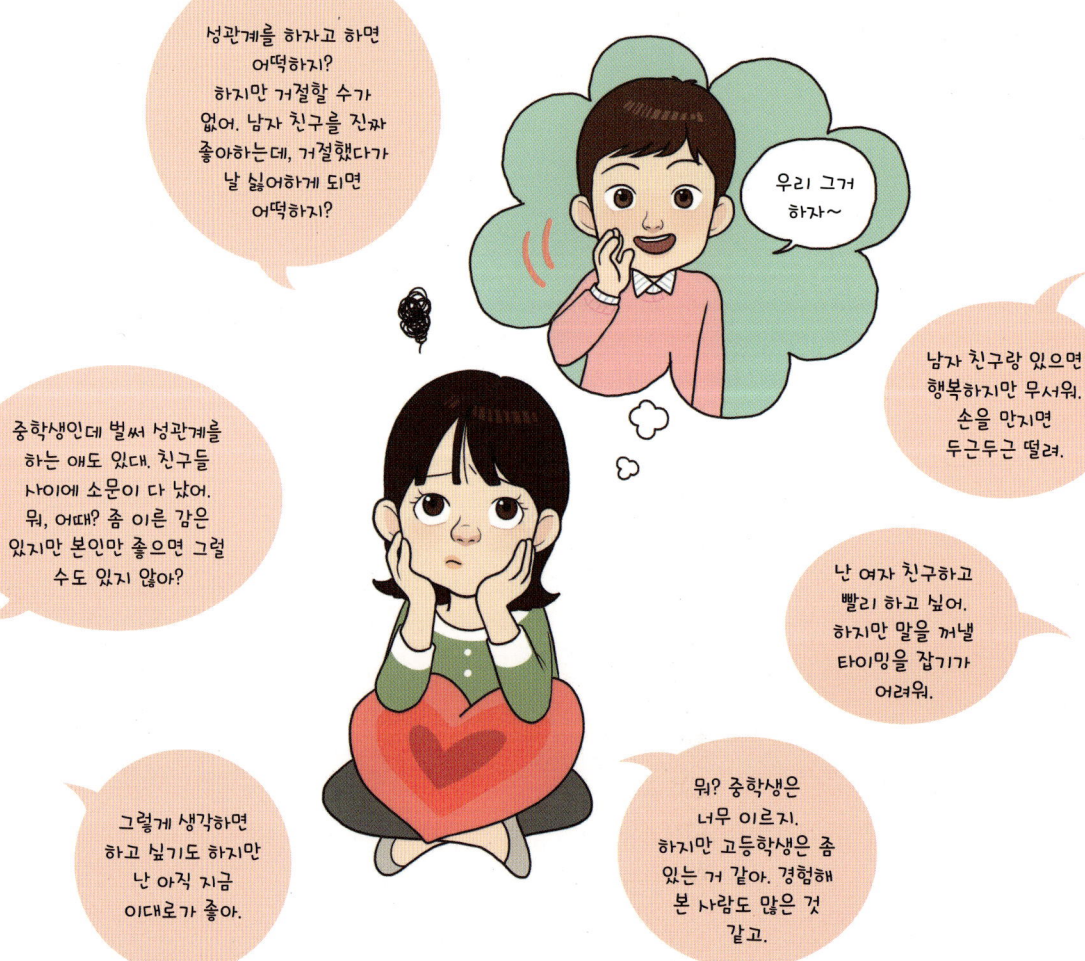

성관계를 갖기 전에 생각할 것들

좋아하는 사람과 이야기를 하거나 같이 있으면 기분이 참 좋아요. 설레고 몸이 들뜨고 가슴이 벅차서 행복이란 게 이런 거구나 생각하게 돼요. 손을 잡고 싶고 볼을 만지고 싶고 키스를 하고 싶어지는 것도 자연스러운 감정이에요. 그런 욕구가 강해져서 행동으로 나아가면 그 끝에 성관계가 있어요.
성관계를 갖기 전에 자기의 성적 행동에 책임을 진다는 것이 어떤 의미인지 잘 생각해 봐야 해요.

사춘기의 사랑은 미숙해요

좋아하는 사람에게 인정받고 싶어서 공부와 운동을 열심히 하기도 하고, 성격이 밝고 긍정적으로 바뀌기도 해요. 이것은 사랑하는 마음으로 인해 인생이 밝아지는 경우예요. 그러나 사춘기의 연애는 서로가 다 미숙해서 끓어오르는 욕구, 실의, 불안, 슬픔, 설렘, 기쁨, 분노 등의 감정을 조절하기가 어려울 때도 있어요. 상대를 좋아하면서도 원하는 것을 들어주지 않기도 하고, 집요하게 따라다녀 관계를 망쳐 버리는 경우도 있어요.

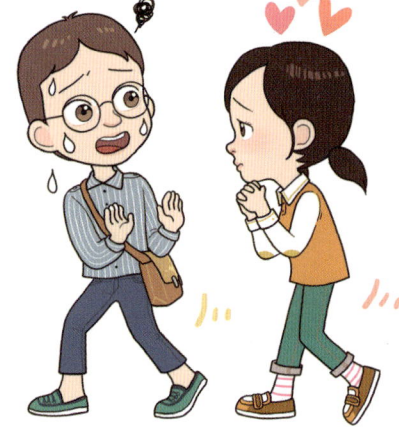

성관계는 둘만의 문제 아닌가요?

월경을 시작한 여성, 사정을 시작한 남성이라면 아기를 만들 수 있어요. 그러나 엄마, 아빠가 되려면 태어날 아기의 인생을 책임질 수 있어야 해요. 가정을 유지할 만큼의 경제적 자립과 빨래나 식사 등을 스스로 할 수 있는 일상적 자립도 필요해요. 자립하지 못하면 서로 협력해서 아기를 키워 낼 수가 없어요. 성관계로 서로의 애정을 확인할 수는 있지만 이는 곧 임신으로 이어지는 행위이기 때문에 아이들이 할 행위는 아니에요.

Q & A

Q 서로 좋아한다면 성관계를 가져도 괜찮을 거 같은데요. (15세)

A 키나 골격 같은 신체적 성숙과 2차 성징에 의한 성적 성숙을 갖추고 나면 스스로 어른이 됐다고 착각하는 경우가 있어요. 정신적으로는 아직 미숙한데도 말이죠.
사회적으로 어른으로 인정받기 위해서는 직업을 갖고 경제적으로 자립해야 해요. 사춘기는 몸의 발육이나 성적 성숙이 어른 수준에 이르지만, 정신과 경제의 자립이 동반되지 않은 불균형한 상태예요. 이때는 신체적 자립, 일상적 자립, 정신적 자립, 경제적 자립, 사회적 자립 그리고 성적 자립을 향해 첫걸음을 내딛었을 뿐이에요. 자신과 상대방의 상황을 생각해 보고, 성관계를 함으로써 도리어 자신과 상대의 가능성을 망가뜨리는 건 아닌지 잘 생각해 보세요.

07 실연

옛말에 '만나면 반드시 헤어진다(회자정리).'라는 말이 있어요. 어렸을 때 좋아했던 유치원 선생님과 헤어지며 엄청나게 울었던 경험이 있는 사람도 있을 거예요. 좋아했던 친구의 갑작스런 전학, 기르던 강아지와 할아버지의 죽음 등 사랑하는 사람과의 이별은 어느 날 갑자기 찾아와요. 실연도 똑같아요. 내가 아무리 좋아해도 상대에게 마음이 전해지지 않을 수 있어요. 한때는 서로 좋아했지만 차이기도 하고, 일방적으로 이별을 통보받기도 하고, 상대에게 새로운 연인이 생긴 걸 알게 되기도 해요. 또 서로 좋아하지만 대학 진학을 위해 헤어지기로 합의하는 등 다양한 실연이 있어요.

실연은 분명 괴로운 일이지만 슬픔을 극복한 뒤에는 틀림없이 지금보다 더 멋있어져 있을 거예요.

실연의 이유

연애를 막 시작했을 때는 '그냥 좋아.', '그 애도 나를 좋아해 주면 좋겠어.'라고 생각해요. 하지만 이 시기가 지나면 상대로부터 정당하게 평가받고 싶어 해요. 취미나 의견, 인간관계, 생활 습관 등 다양한 부분에서 상대와 자신의 차이가 드러나기 시작해요.

왜 좋아했을까?

- 패션 감각이 비슷했어.
- 성(성관계)을 동경하는 마음이 같았어.
- 부모님에 대한 반항에 서로 공감했어.
- 왠지 나만 남자 친구가 없으면 뒤처지는 것 같았어.

이런 연애는 늘 같이 있거나 상대에게 맞춰 주다 금세 피곤해져요.

왜 싫어졌을까?

- 이상형과 거리가 멀었어.
- 내 시간에 맞춰 주길 바랐어.
- 다른 사람 앞에서 좋아한다고 하면 왠지 창피해져.
- 성관계만 요구하니까 나를 만나는 이유가 그뿐인가 싶어서 슬퍼져.
- 지금 당장 만나고 싶다고 해서 난처했어.
- 다른 좋아하는 사람이 생겼어.

애정은 자나 저울로 잴 수 없어요. 상대가 원한다 해도 들어줄 수 없는 일도 있어요.

실연을 이겨 내는 방법

실연은 여러분 인생을 더욱 풍요롭게 만들어 주는 경험이에요. 상대를 계속 원망하고 미워하거나 스토커처럼 행동하지 않았으면 좋겠어요. 여러분 주변에 있는 멋진 어른들은 아마도 실연의 경험을 몇 차례나 겪었을 거예요. 힘들 때 혼자서 고민하지 말고 의논해 보는 건 어떨까요? 문학, 영화, 그림, 연극, 사진, 예술은 연애나 실연을 주제로 한 것이 아주 많아요. 안타까움, 괴로움, 슬픔을 경험함으로써 감정의 폭이 훨씬 넓어질 거예요.

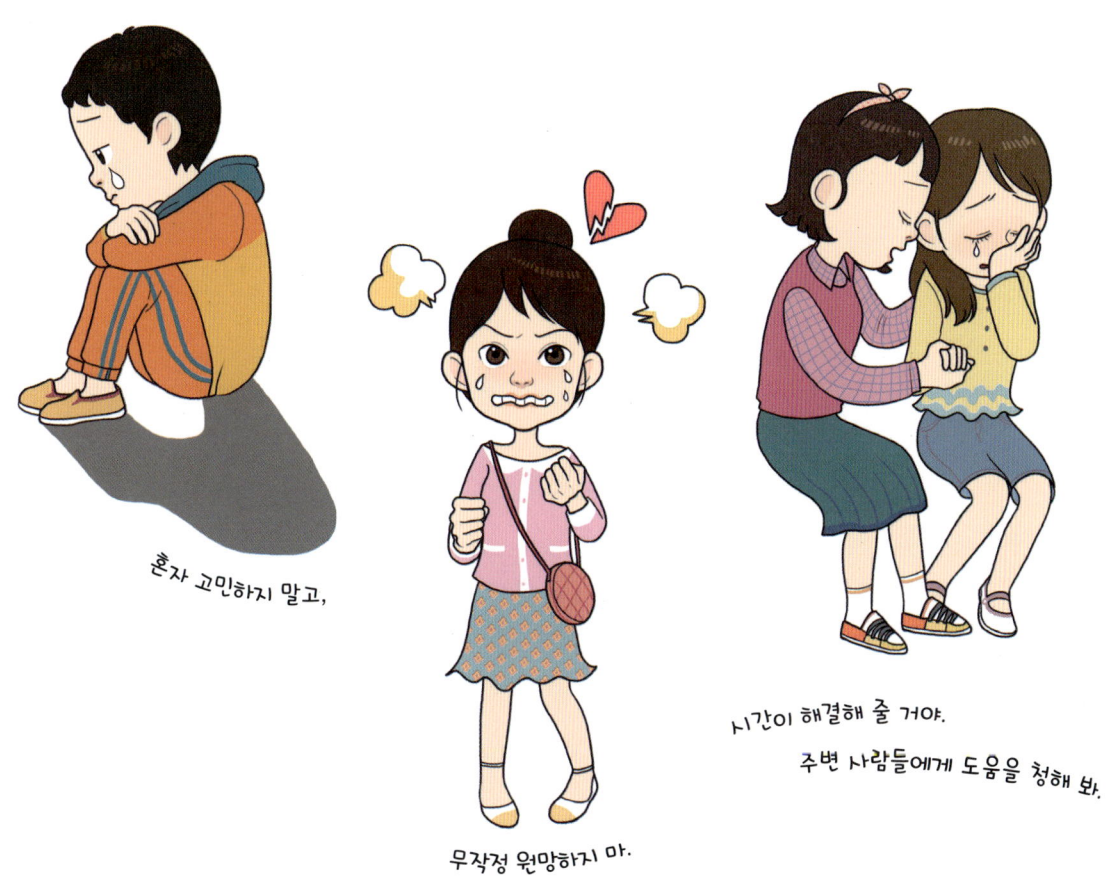

혼자 고민하지 말고,

무작정 원망하지 마.

시간이 해결해 줄 거야.
주변 사람들에게 도움을 청해 봐.

Q & A

Q 얼마 전에 고백했다가 거절당했어요. 제가 뚱뚱해서 그런 거겠죠? (15세)

A 사춘기 때에는 외모 콤플렉스에 빠지기 쉬운데 그건 혼자만의 착각일 수 있어요. 중학생 남자아이들에게 어떤 스타일의 여자를 좋아하냐고 물어 보면 생각이 뚜렷한 애, 야무진 애, 표정이 풍부한 애 등을 말하는데 포인트는 '성격'인 경우가 많아요. 체형은 '나'의 일부이지 전부가 아니에요. 체형이 마음에 들지 않는다고 해서 거기에만 몰두하지 말고, 성격이나 유머 감각 같은 다른 부분을 장점으로 살려 보세요.

08 이성애와 동성애

현재 세계적으로 동성애자의 비율은 5~10퍼센트 정도 돼요.
그러나 사회적으로는 이성을 좋아하는 걸 당연하다고 여기기 때문에 많은 동성애자들이 스스로 동성애자라는 사실을 쉽게 받아들이지 못하고 고민해요. 자기가 동성애자라는 걸 깨달은 시점부터 주위에서 눈치채지 못하게 숨기는 사람도 있어요.
텔레비전 프로그램 등에서 동성애를 차별하거나 웃음거리로 삼아 비웃는 장면을 보게 되는 동성애자들의 마음을 헤아려 주세요.

성적 지향은 다양해요

이성이나 동성 등 상대에게 느끼는 성적 끌림을 성적 지향이라고 해요. 동성인 사람을 좋아하는 경우를 '동성애자'라고 하고, 이성을 좋아하는 경우는 '이성애자'라고 해요. 남녀 모두를 좋아하는 사람은 '양성애자'라고 해요.
이성애자가 되고 싶어서 되는 게 아닌 것처럼 동성애자 역시 되고 싶어서 되는 게 아니에요. 연애 대상은 남자일 수도, 여자일 수도, 남녀 모두일 수도 있어요.
일반적으로 남성 동성애자를 게이, 여성 동성애자를 레즈비언이라고 해요.

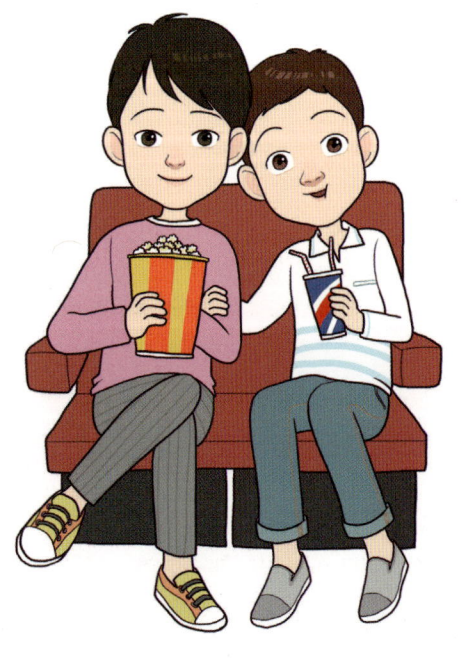
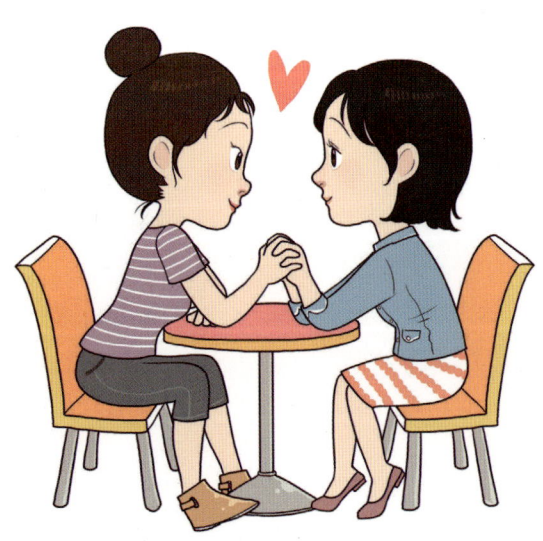

남자다움, 여자다움, 자기다움

사람은 태어나기 전부터 이미 성별의 특징이 정해지는데 그것을 1차 성징이라고 해요. 점차 성장해 가면서 자기가 남자인지, 여자인지 생각하는 성 의식이 높아져요. 사춘기가 되면 2차 성징이 나타나고 성과 애정의 대상으로서 끌리는 상대가 남자인지, 여자인지에 따라 성적 지향이 뚜렷해져요. 성적 지향은 사람마다 달라요.

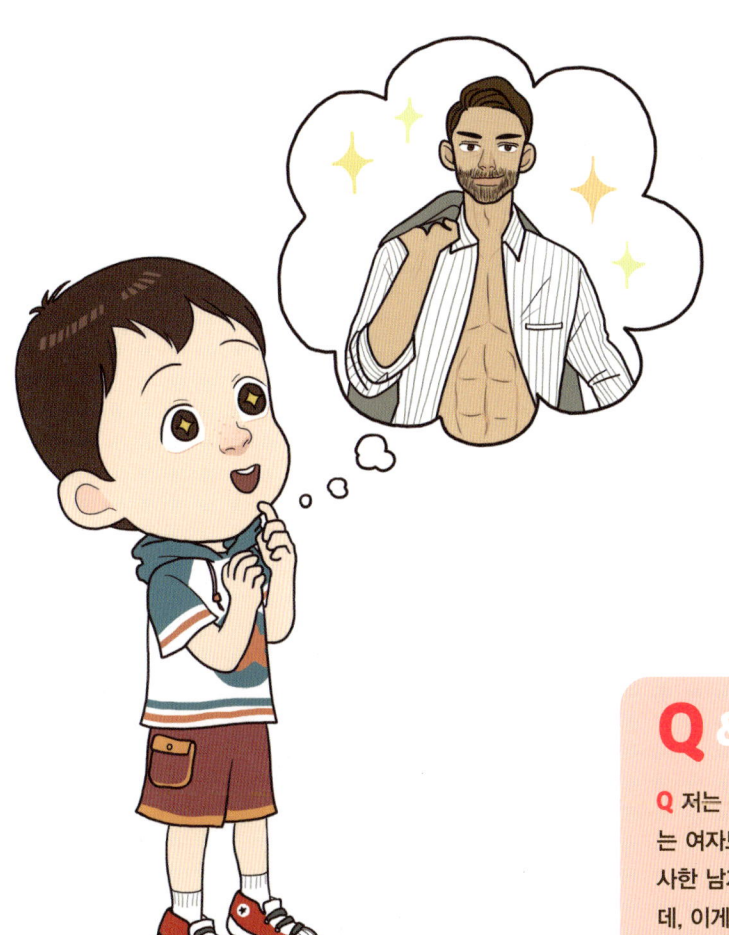

선생님의 도움말

동성애자를 '호모'라고 부르며 조롱하고 놀리는 사람은 없나요? 자기도 모르게 쓰고 있을지도 모르는데, 이것은 인권을 무시하고 차별하는 용어예요. 절대 사용하면 안 돼요.

Q & A

Q 저는 남자이고, 제 친구들은 여자 얘기만 하는데 저는 여자보다 남자의 멋진 몸에 관심이 가요. 근육이 근사한 남자가 되고 싶어서 지금 근육 운동을 하고 있는데, 이게 이상한가요? (14세)

A 어려서는 남녀가 한데 섞여 놀다가 초등학교 고학년이 되면 남자끼리, 여자끼리 어울리게 돼요. 여자애들 짜증난다고, 남자애들 싫다고 하며 남자는 여자에게, 여자는 남자에게 반발하면서도 다른 한편으로는 몰래 이성을 좋아하기도 해요. 복잡한 감정이지요.
그런데 이것은 자기가 남자라는 또는 여자라는 의식이 자랐기 때문이에요. 동시에 사춘기는 장차 어떤 어른으로 클지 고민하며 이상적인 어른의 모습에 가까워지기 위해 노력하는 시기이기도 해요. 근육이 멋진 남자를 동경하는 것도 그 하나지요. 결코 이상하지 않아요.

09 성 소수자

성에 대해 연구하는 사람을 '이상한 사람'이라고 보는 편견이 있어 왔기 때문에, 이 분야의 연구는 오랫동안 뒤처져 있었어요. 그러나 최근 성에 대한 과학적·문화적 연구의 중요성이 인정받기 시작해 성을 공부하고 연구하는 것이 세계적 흐름이 되었어요. 지금까지의 견해가 틀렸거나 너무 경직됐었다는 것도 알게 되었어요. 또한 지금까지 엄연히 존재했음에도 불구하고 마치 없는 것처럼 여겨 왔던 성 소수자(동성을 사랑하는 동성애자, 육체적인 성과 정신적인 성이 반대라고 생각하는 트랜스젠더 등)들이 그 존재를 드러내고 있어요. 성에 대한 잘못된 시각이나 경직된 시각을 없애고 한 사람 한 사람의 인권 문제로 생각하는 게 중요해요.

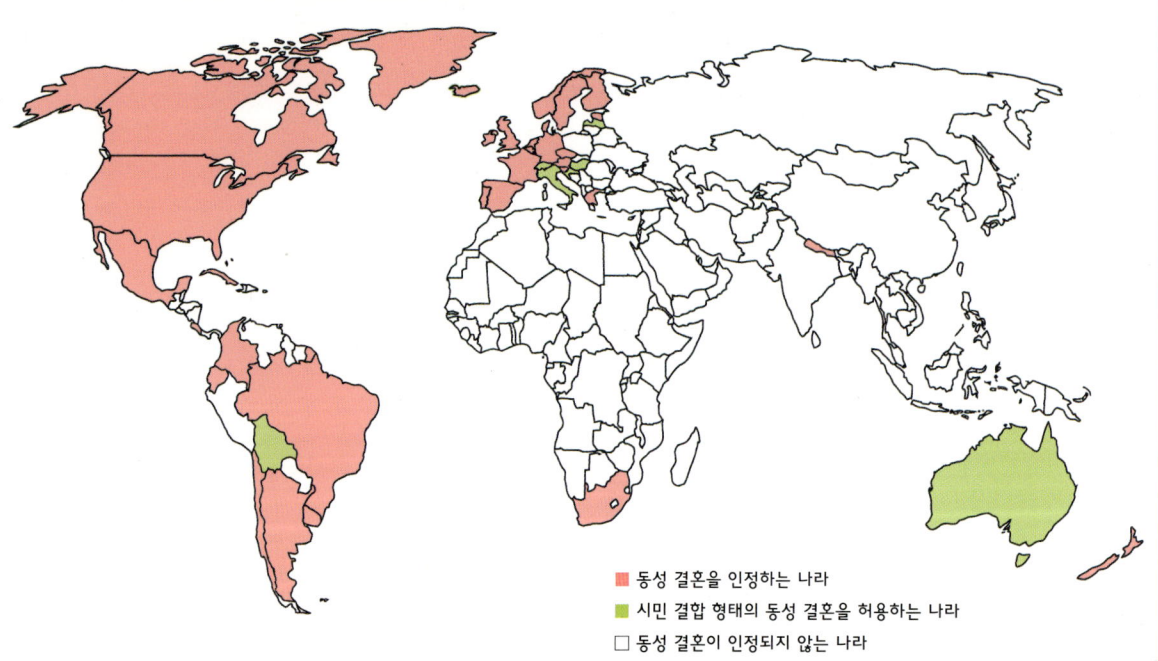

동성 결혼에 대한 나라별 입장

- 동성 결혼을 인정하는 나라
- 시민 결합 형태의 동성 결혼을 허용하는 나라
- 동성 결혼이 인정되지 않는 나라

동성 결혼을 인정하는 나라

네덜란드, 벨기에, 스페인, 캐나다, 남아프리카공화국, 노르웨이, 스웨덴, 포르투갈, 아이슬란드, 아르헨티나, 덴마크, 우루과이, 뉴질랜드, 프랑스, 영국, 룩셈부르크, 슬로베니아, 아일랜드, 미국, 에스토니아, 핀란드, 대만, 오스트리아, 브라질, 콜롬비아, 독일, 체코, 몰타, 호주, 에콰도르, 코스타리카, 칠레, 스위스, 쿠바, 안도라, 멕시코, 그리스, 태국, 네팔

동성의 동반자 관계를 일반 혼인과 유사하게 법적으로 보호하는 나라 (시민결합)

헝가리, 키프로스, 크로아티아, 리히텐슈타인, 일본, 볼리비아, 라트비아

성 정체성

사람의 성별은 날 때부터 지닌 외생식기에 의해 나뉘지만(1차 성징) 성은 이렇게 단순하게 나눌 수 있는 게 아니에요. 먼저 자기가 남자인지, 여자인지를 스스로 인정하는 '마음의 성'이 있어요. 그리고 사회 속에서 인식시켜 주는 '사회적인 성', 즉 젠더가 있어요. 여기다 이성이 좋은가 동성이 좋은가 하는 성적 지향도 있지요. 이것들이 복합되어 그 사람의 정체성이 형성돼요.

마음의 성은 남자이지만 실제 몸은 여자인 사람도 있고, 반대로 마음의 성은 여자인데 실제 몸은 남자인 사람도 있어요. 이것을 '성 정체성 장애'라고 부르는데, 이런 사람들은 자신의 성 정체성을 겉으로 드러내지 않는 경우가 많아요. 우리나라에서는 성인에 한해 성전환 수술과 성별 정정 신청이 가능해요.

여장 남자, 남장 여자(크로스드레서)

한편 다른 성의 옷차림을 좋아하는 사람도 있어요. 이들을 '크로스드레서'라고도 해요. 이들은 특히 선택의 여지 없이 모두 똑같이 입도록 정해져 있는 교복(남자는 바지, 여자는 치마)에 거부감을 느끼는 경우가 많고, 그렇게 강요받는 것을 괴로워해요.

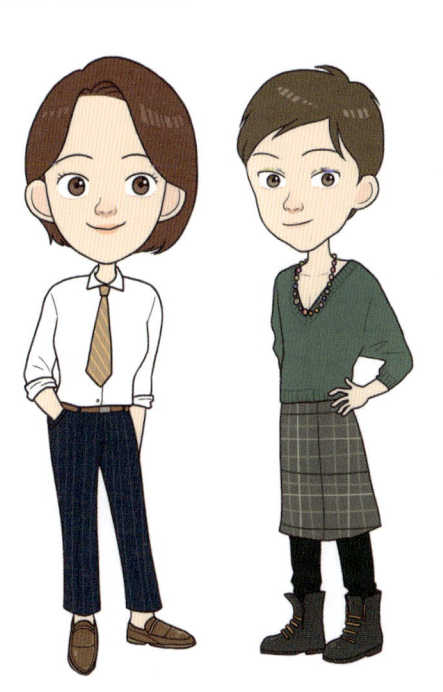

10 자기다움

최근 들어 초등학교 때부터 다이어트를 시작하는 여자아이나, 키가 크고 싶고 근육을 늘리고 싶다는 이유로 단백질에 치우친 식사를 하는 남자아이가 늘고 있어요.

그러나 성장기에 올바른 지식 없이 무리하게 다이어트나 근육 만들기를 하다가는 위험이 따라요. 텔레비전 광고에 나오는 과장된 '남성다운' 또는 '여성다운' 몸이 되고 싶은 마음에 건강을 해치는 일도 있어요. 잘못된 다이어트로 키가 크지 않거나 뇌에 필요한 영양분이 부족해져서 학습 능력이 떨어지는 일도 있어요. 자연스럽게 성장하는 몸을 막으려고 하면 몸에 이상이 와요. 자기한테 어울리는 '자기다움'에 대해 고민해 보세요.

살찌면 남자애들한테 인기가 없겠죠?

'인기 순위'를 살펴보면 여자아이들의 몸무게와 인기 순위가 반드시 비례하는 것은 아니에요. 사람의 기호는 다양해서 마른 여자를 좋아하는 사람, 통통한 여자를 좋아하는 사람, 마른 남자를 좋아하는 사람, 듬직한 남자를 좋아하는 사람 등등 취향이 저마다 달라요.

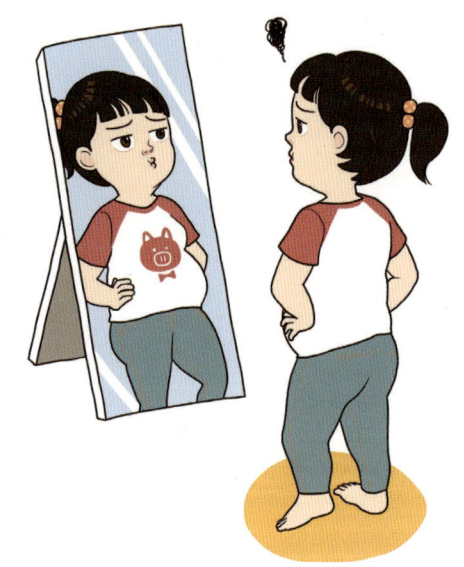

키가 작으면 여자애들한테 인기 없겠죠?

중학교에서 설문 조사를 해 보면 이성에 대한 평가 기준은 의외로 상냥하다, 눈치가 있다, 난폭하지 않다 등 성격이나 행동에 관한 것들이 많아요. 여자아이들한테 인기 최고인 남자아이가 학년에서 키가 제일 작은 경우도 있어요. 반면 미소년이라는 평판이 자자한 남자아이가 전혀 인기가 없는 경우도 있어요. 인기는 용모나 스타일과 꼭 일치하지 않는 경우가 많은 것 같아요.

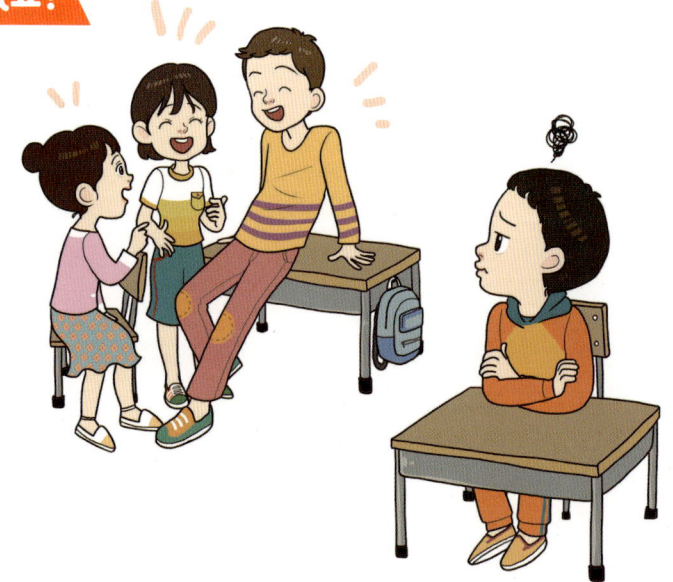

젠더 이미지

초등학교에 입학할 때 아이들의 옷이나 가방의 색을 보면 여자아이는 빨강이나 분홍, 남자아이는 검정이나 파랑인 경우가 많아요. 하지만 점점 성별과 상관없이 다양한 옷을 선택해서 입는 추세입니다. 디자인 또한 다양해서 자기 취향에 맞는 것을 고를 수도 있지요. 여러분 머릿속에 있는 남자다움이나 여자다움의 이미지는 텔레비전이나 잡지 같은 미디어의 영향으로 생겨난 것들인데 좀처럼 깨지지 않아요. 앞으로는 한 사람 한 사람이 여자 혹은 남자가 아닌 '개인'으로서 인간답게 삶을 살기 위해서 성별의 차이에 얽매이지 않고 살아가는 법을 고민해야 해요.

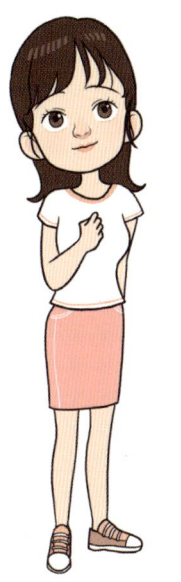 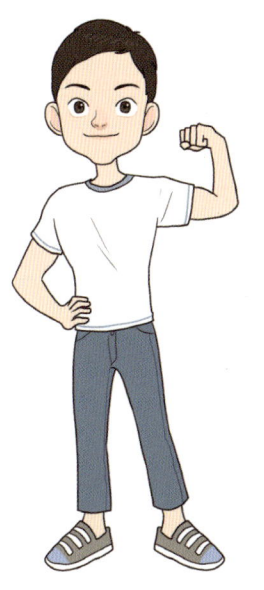 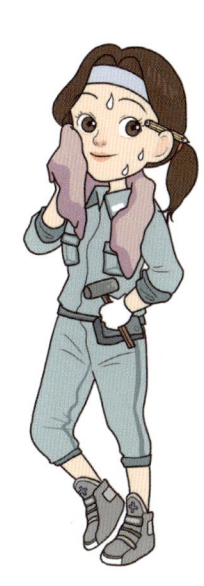 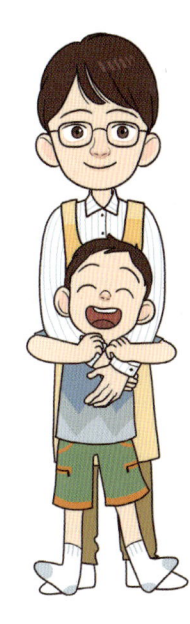

흔한 여성의 이미지
상냥하다, 나약하다, 얌전하다, 순종적이다, 지켜 주고 싶다, 대표하는 색깔은 빨강, 분홍, 하양.

흔한 남성의 이미지
강하다, 듬직하다, 리더십이 있다, 결단력이 있다, 대표하는 색깔은 검정, 파랑.

여성 목수

남성 보육 교사

선생님의 도움말

지금 여러분이 좋아하는 사람은 남자답고 여자다운가요? 마르고 덩치는 작지만, 무언가 가르쳐 주는 걸 잘하고 이야기를 재미있게 할 수 있는 남자일 수 있어요. 또 키는 크고 운동을 좋아하지만 좋아하는 음악이 비슷한 여자일 수도 있어요. 그것은 남자다움, 여자다움을 넘어선 '자기다움' 자체의 매력이에요.

11 어른이 된다는 것

사춘기를 맞이한 여러분들은 부모님이나 선생님으로부터 어린아이 취급을 당하면 화가 날 거예요. 그러면서도 이제 다 컸으니까 알아서 하라고 하면 왠지 모르게 불안해지는 모순된 감정을 느끼기도 해요. 또 부모님한테서 자립해서 당당한 사람이 되고 싶기도 하지만 동시에 응석을 부리고 싶기도 해서 어른인지 아이인지 스스로도 알 수 없어요.

사춘기를 맞이한 여러분은 아이와 어른의 경계에 서 있는 거예요.

자립의 피라미드

키와 골격 같은 신체적 성숙이 두드러지고 2차 성징이 나타나 성적 성숙까지 느껴지면, 아직 정신적으로는 성숙하지 않았지만 이미 어른이 되었다고 착각하는 경우가 있어요.

사회에서 성인으로 인정받으려면 직업을 갖고, 경제적으로 자립해야 해요. 사춘기는 신체 발육이나 성적 성숙은 어른 수준에 이르지만 적극적 의미의 자립, 즉 경제적 자립이 동반되지 않아 불균형을 이루고 있는 시기예요.

사춘기가 되었다는 것은 신체적 자립, 정신적 자립, 일상적 자립, 경제적 자립, 사회적 자립, 그리고 성적 자립을 향해 막 첫발을 내디딘 셈이에요.

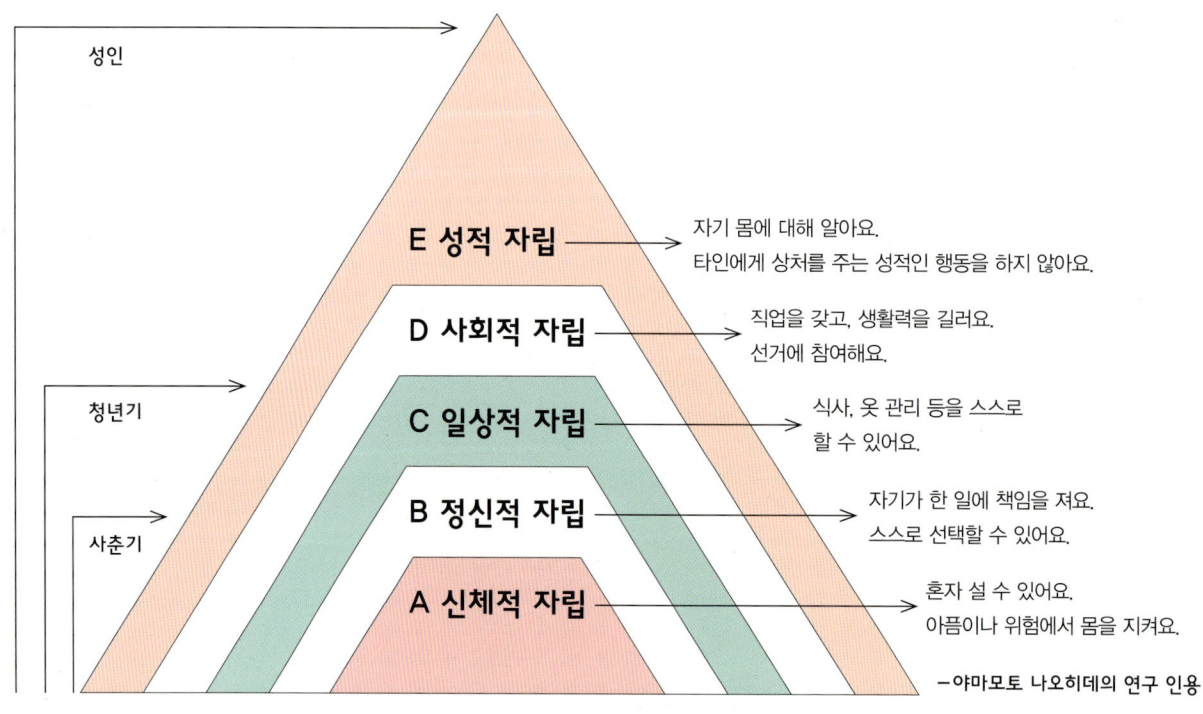

—야마모토 나오히데의 연구 인용

법률 속의 아이와 어른

▶ 대한민국 민법에서는 만 19세부터 '성인'으로 규정하고 있어요.
▶ 형법에서는 만 14세가 되지 않은 자의 행위는 처벌하지 않아요.
▶ 소년법에서는 만 14세가 되지 않는 청소년이 죄를 범했을 때는 보호 사건으로 심리해요. 만 14세 이상의 소년 범죄 사건 중 금고형 이상의 범죄 사건은 일반 법원에서 심판하여 형사 처분을 해요.
▶ 근로기준법에서는 만 15세 미만인 자는 근로자로 사용하지 못해요. 만 15세 이상 18세 미만인 자의 근로 시간은 1일에 7시간, 1주일에 40시간을 초과하지 못해요.

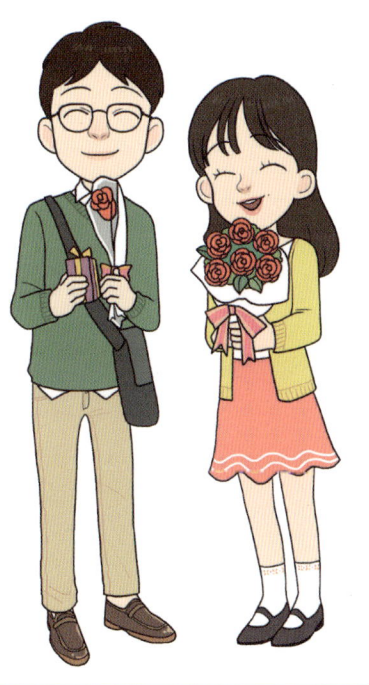

아이를 낳을 수 있으면 키울 수도 있지 않을까요?

신체적 성숙과 성적 성숙이 이루어졌다고 해서 어른이 되었다고 믿고 부모가 될 수 있다고 생각한다면 큰 착각이에요. 한 생명을 낳아 온전히 키우려면 가정을 유지할 경제적 자립과, 빨래나 식사 등을 스스로 할 수 있는 일상적 자립이 필요해요. 그러지 않은 채 부모가 되었다가 가족 모두가 힘들어지는 이야기를 들어 본 적이 있을 거예요. 부모님이나 주변 어른들의 도움을 받아 뒤늦게 자립을 하는 경우도 있지만, 절대 쉬운 일이 아니에요.

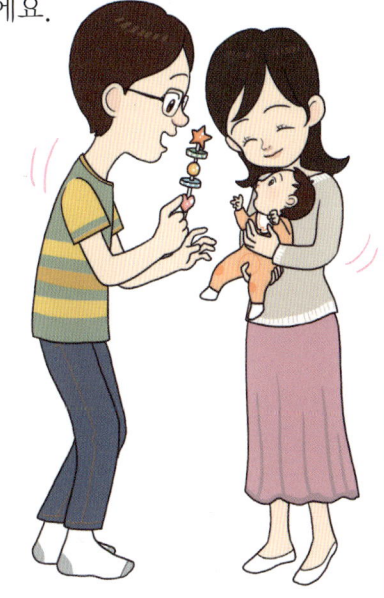

Q & A

Q 어른이 된다는 것은 어떤 걸까요? (16세)

A 먼저 자기 일은 자기가 할 수 있어야 해요. 두 번째는 어떤 일에도 책임을 질 수 있어야 해요. 만약 실수를 했더라도 뒷마무리를 말끔하게 할 수 있어야 하지요. 셋째는 주변 사람, 특히 약한 사람이나 어려운 사람을 따뜻하게 배려하는 마음을 가져야 해요. 넷째는 사회와 타인을 위해 도움이 되는 일을 하려고 노력해야 하지요. 다섯째는 자기 생활은 자기가 마련할 수 있어야 한답니다.

4장

몸과 마음의 주인공 되기

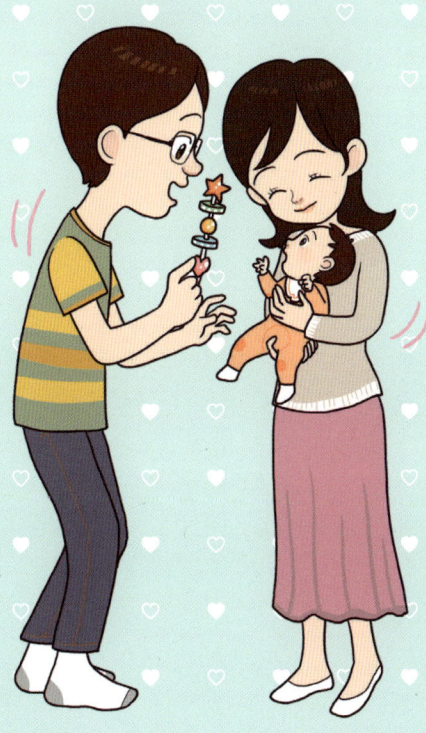

01 성폭력

나의 몸은 나의 것이에요. 여러분의 소중한 곳은 자기만 보고, 자기만 만지는 게 옳아요. 사적인 공간을 침범하거나, 함부로 몸을 만지거나, 남에게 생식기를 보게 하는 것 등은 성폭력에 해당해요. 치한의 괴롭힘과 성희롱, 연인 사이라도 원하지 않는데 폭력적으로 강요하는 성관계도 물론 성폭력이에요.

싫으면 큰 소리로 싫다고 정확히 의사를 표시하세요. 성적 피해를 당하면 여자든 남자든 자기가 잘못했다고 생각하고 자기를 책망하는 경우가 많은데, 절대 그렇지 않아요. 피해자가 잘못한 게 아니에요. 혹시 모를 감염이나 임신의 위험을 피하기 위해서는 빨리 주변 사람들과 의논해야 해요.

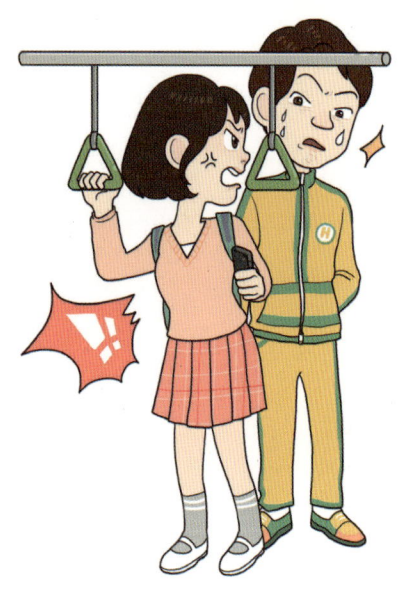

치한을 만났을 때

지하철이나 버스에서 누가 몸을 더듬으면 분명하게 "하지 마세요!"라고 말해요. 공원 등에서 치한을 만나면 가능한 한 크게 소리를 질러 다른 사람에게 도움을 요청하세요.

이유 없는 친절을 경계해요

누가 차 안에서 길을 물으면 반드시 차에서 1미터 이상 떨어져서 대답해야 해요. 고마움의 뜻으로 같은 방향이니 태워 주겠다고 하면 친구와 같이 있더라도 절대 타지 말고 빨리 그 자리를 떠나세요.

또한 낯선 사람이 주는 음식물도 함부로 먹어서는 안 돼요.

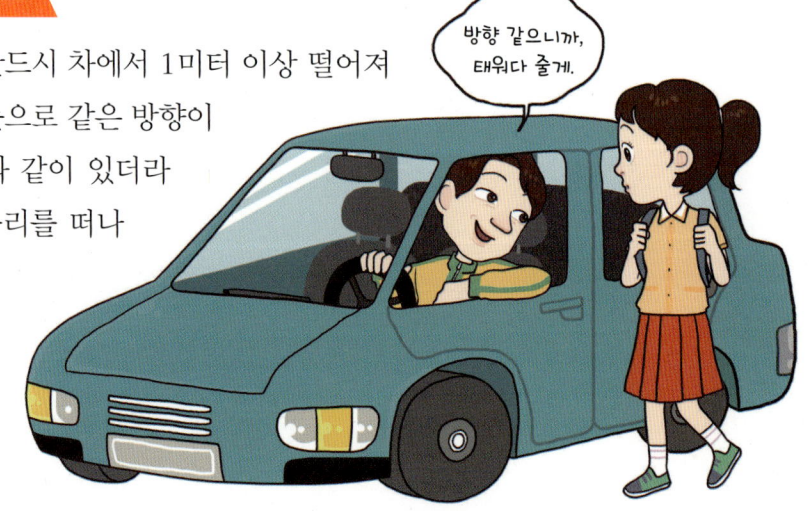

문자 메시지로 성폭력을 당했을 때

대응하지 말고 무시해야 해요. 문자 메시지로 성적인 놀림을 받았을 때 답장을 쓰는 건 위험해요. 정도가 심하다고 판단되면 어른들과 의논하세요.

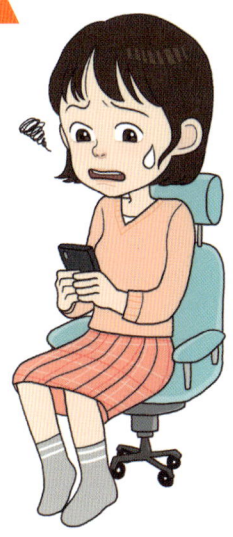

성폭력을 당한 친구를 돕는 법

친구가 성폭력을 당했다는 걸 알게 되면 먼저 "네가 잘못한 게 아니야."라고 얘기해 주고 함께 믿을 만한 어른에게 의논하세요.

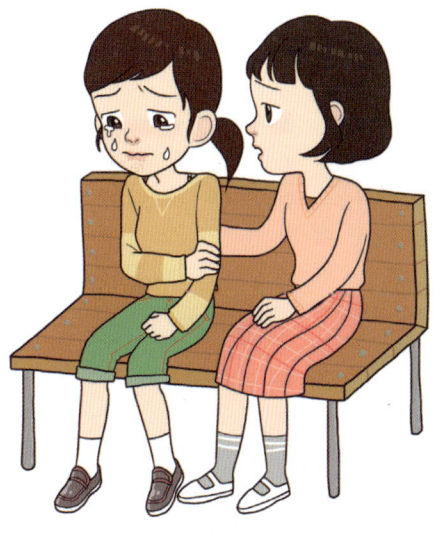

가까운 사람에게 성폭력을 당할 수 있어요

학교에서 선생님으로부터 성적인 말을 듣거나 놀림을 받을 수 있어요.

가정에서 자기보다 윗사람인 부모나 친척으로부터 성폭력을 당할 수 있어요.

선생님의 도움말

어른이 어린아이에게 성적 피해를 입히는 것을 아동 성폭력이라고 해요. 가해자는 모르는 사람일 수 있고, 친척이나 가까운 어른일 수도 있어요.

만약 누군가가 주위 친구나 여러분의 몸을 만지거나, 억지로 음란물을 보게 하거나, 성관계를 강요한다면 바로 믿을 만한 어른(학교의 보건 선생님 등)에게 상담을 하세요. 여러분이 나쁜 게 아니라 그런 짓을 하는 어른들이 나쁜 거예요. 아동 성폭력 범죄는 일반 성폭력 범죄보다 더욱 엄격하게 처벌을 받아요.

성폭력을 당한 사람을 보호해 주는 기관을 알아 두면 좋아요.

- 전화로 117 또는 문자 메시지로 0117을 누르면 아동 성폭력에 관한 신고와 상담을 할 수 있어요.
- 해바라기 아동센터 (www.child1375.or.kr)에서 치료와 도움을 받을 수 있어요.
- 자기가 아니더라도 어린이가 성폭력을 당하는 현장을 보거나 그런 의심이 갈 때는 아동복지센터나 아동상담센터 등에 연락하세요.

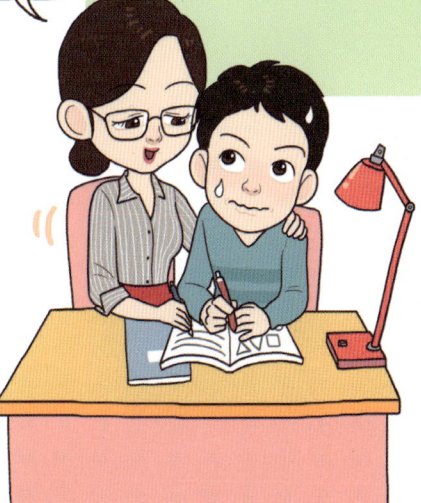

선생님이 친절하게 설명해 줄게.

02 성범죄

범죄라 하면 살인, 절도, 방화, 소매치기, 폭행 등을 떠올릴 거예요. 그런데 성과 관련해서는 그저 가벼운 마음으로 한 행동일지라도 법률에 위반되는 범죄에 해당하는 경우가 있어요. 텔레비전이나 영화, 소설을 보면 억지로 상대에게 성관계를 강요하는 장면이 있는데, 그런 것이 바로 성범죄에 해당해요.

요즘에는 포르노그래피를 보고 성 지식을 얻는 남자아이들이 많아요. 포르노그래피에서 본 것을 그대로 믿고 여자는 그렇게 당하기를 바란다고 생각하기도 하는데, 엄청난 착각이에요. 여자들은 실제로 성범죄의 피해자가 되면 몹시 상처받고 분노해요. 어떤 것이 예의에 어긋나는 일이고, 법에 위반되는 일인지 알아 두기로 해요.

성희롱은 악질적인 괴롭힘이에요

바지를 벗기는 등의 성적 놀림이나 악질적 괴롭힘은 형법 298조의 강제 추행에 해당하여 10년 이하의 징역 또는 1,500만 원 이하의 벌금에 처해요.
괴롭히는 장면을 보면 반드시 그만두게 하세요. 괴롭히는 걸 알고도 도와주지 않는 것은 함께 괴롭히는 것과 같아요. 여러분의 힘으로 멈추게 할 수 없다면 어른에게 도움을 요청하세요.

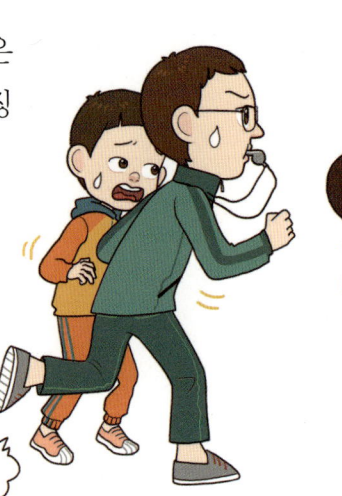
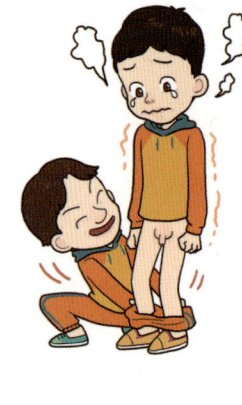

가정 폭력

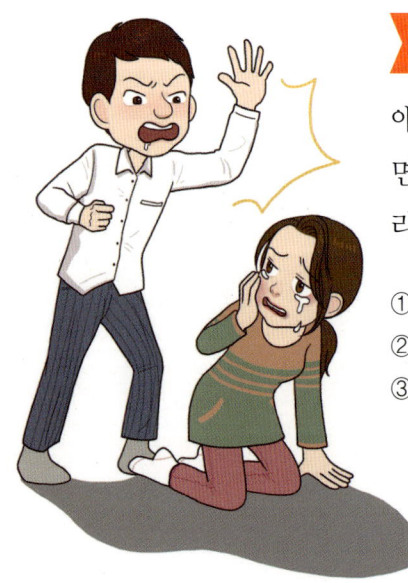

애인이나 부부 사이에서 상대를 속박하거나 폭력으로 대한다면 가정 폭력 처벌법(가정폭력범죄의 처벌 등에 관한 특례법)에 따라 처벌받아요.

① 피해자 또는 가정 구성원의 주거 또는 점유하는 방실로부터 퇴거 등 격리
② 피해자 또는 가정 구성원의 주거, 직장 등에서 100미터 이내의 접근 금지
③ 피해자 또는 가정 구성원의 우편, 전화, 메일 등을 이용한 접근 금지 등

가정 폭력 삼진 아웃제가 도입되어 3년 안에 2번 이상 가정 폭력을 휘둘렀던 사람이 또 폭력을 쓰면 무조건 구속 기소할 수 있어요.

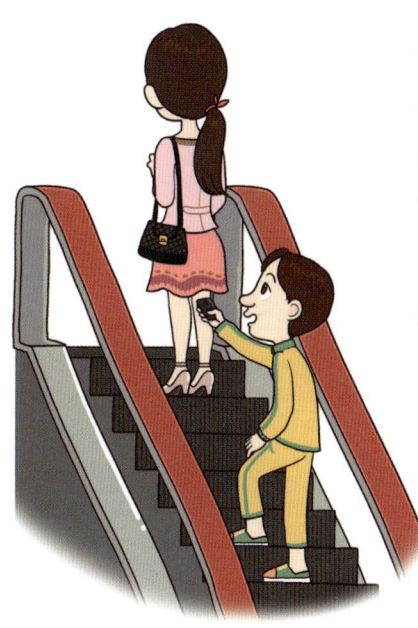

훔쳐보는 것도 범죄예요

자기의 성적 욕망을 채울 목적으로 공중화장실이나 공중목욕탕에 침입하면 1년 이하의 징역 또는 1천만 원 이하의 벌금에 처해져요.

카메라나 그와 유사한 기능을 갖춘 기계 장치를 이용하여 성적 욕망 또는 수치심을 유발할 수 있는 다른 사람의 신체를 몰래 촬영하거나 그 촬영물을 반포·판매·임대·제공 또는 공공연하게 전시·상영한 자는 7년 이하의 징역 또는 5천만 원 이하의 벌금에 처해요.

스토킹도 처벌받아요

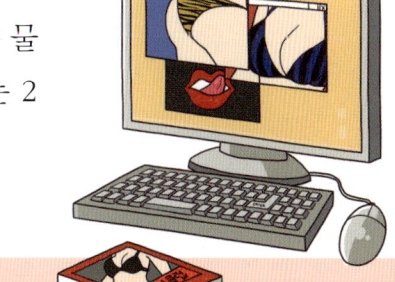

하지 말라고 하는데도 계속해서 상대 뒤를 따라다니거나 집 앞에서 장시간 기다리는 것을 스토킹이라고 해요. 스토킹은 심각한 범죄로, 3년 이하의 징역 또는 3천만 원 이하의 벌금에 처해요.

음란물 유포

자기 또는 다른 사람의 성적 욕망을 유발하거나 만족시킬 목적으로 전화, 우편, 컴퓨터, 그 밖의 통신 매체를 통하여 성적 수치심이나 혐오감을 일으키는 말, 음향, 글, 그림, 영상 또는 물건을 상대방에게 도달하게 한 사람은 2년 이하의 징역 또는 2천만 원 이하의 벌금에 처해요.

Q & A

Q 중학교 1학년인데요, 여자아이들이 옷 갈아입는 걸 보고 싶어서 친구랑 탈의실을 훔쳐봤어요. 이것도 범죄인가요? (14세)

A 10대 남자아이가 여자의 몸에 흥미를 갖고 들여다보고 싶거나 만지고 싶다는 생각이 드는 것은 정상적인 성욕의 표현이에요. 그렇지만 그건 공상으로 끝내야지 실제로 행동으로 옮겨서는 안 돼요. 보인 사람의 마음을 생각해 보세요. 공상만 한다면 성범죄의 가해자가 되지는 않겠지만, 실제로 들여다봤다면 성폭력 특별법에 의해 처벌을 받아요. 자기 기분을 조절하는 것도 어른이 되기 위한 중요한 훈련이에요.

03 성매개 감염병

성매개 감염병은 성관계로 바이러스나 세균 등의 병원체에 감염되는 병이에요. 불특정한 여러 명과 성관계를 하면 감염될 위험성이 높아져요. 성매개 감염병 가운데에는 감염되어도 증상이 없는 경우가 많아서 검사를 받아 보지 않으면 감염 여부를 알 수가 없어요.

흔한 성매개 감염병으로 임질, 클라미디아, 헤르페스가 있어요. 또한 전 세계적으로 큰 문제가 되고 있는 에이즈도 성매개 감염병의 하나예요. 여성은 클라미디아로 불임이 되기도 해요. 감염 사실을 미처 모르고 임신을 했을 때는 아기에게도 감염되어 아기가 폐렴을 앓거나 실명할 수도 있어요. 남성은 자신이 감염원인 줄 모른 채 상대에게 옮기기도 해요.

성매개 감염병은 스스로 주의하면 예방할 수 있는 병이에요. 어떤 병이 있는지, 예방은 어떻게 할 수 있는지 알아볼까요?

성매개 감염병의 종류

클라미디아
최근 10대에서 20대의 젊은 사람들 사이에 유행하는 감염병이에요. 감염 후 적절히 치료하지 않으면 여성은 불임이 될 수 있어요. 감염 후 몇 주 사이에 발병하는데, 증상이 없는 경우도 있어요. 클라미디아에 걸리면 남성은 요도에서 투명한 고름이 나오고, 여성은 분비물이 늘어나요.

첨규성 콘딜로마(곤지름)
감염 후 몇 주에서 몇 개월이 지나 음경, 귀두, 포피, 대음순, 소음순, 항문 등에 사마귀 모양의 작은 덩어리들이 많이 생겨요.

헤르페스
이틀에서 열흘 정도의 잠복기를 거쳐 물집이 생겨요. 통증을 동반하고, 소변이나 대변을 볼 때 불편할 수도 있어요.

트리코모나스 질염
기생충의 일종인 트리코모나스 원충에 의해 발병하는 질병이에요. 질의 자정 작용이 떨어지고, 다른 감염병에 감염되기 쉬워요. 외생식기에 가려움증이 생기고 노란색이나 녹색을 띤 분비물이 늘고 냄새가 심해져요. 외생식기가 짓물러 피가 나기도 해요.

사면발니
곤충의 하나인 사면발니는 체모에 숨어 있다가 성관계를 할 때 음모와 음모가 접촉하면 상대의 음모로 이동해요. 수건을 같이 써도 감염될 수 있어요. 사람의 피를 빨아먹고 한 번에 50개 이상의 알을 낳으며 엄청난 속도로 늘어나요. 걸리면 끔찍한 가려움증에 시달려요.

자궁경부암
인유두종 바이러스(HPV)에 감염되어 자궁 입구 쪽에 암이 생기는 병이에요. 초기에는 아무런 증상이 없지만 진행되면서 자궁에서 피가 날 수 있어요.

성매개 감염병의 증상

분비물이 늘어나거나 가벼운 출혈이 동반되는 경우가 있어요. 감염병에 따라서는 생식기 주변에 궤양이 생기기도 해요.

오줌을 눌 때 아프고, 생식기 끝이 빨갛게 되거나 사마귀 같은 게 생기는 감염병도 있어요.

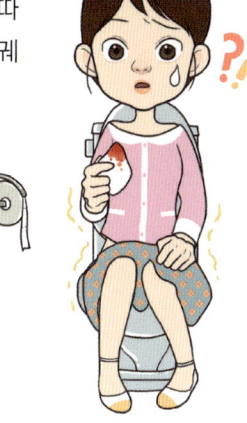
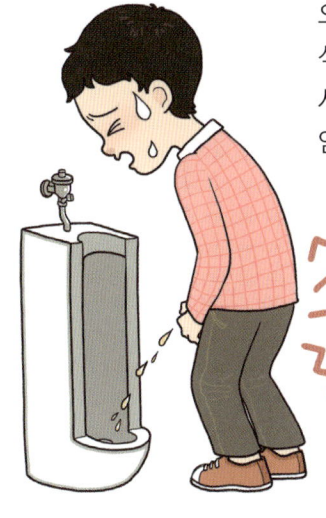

하지만 남녀 모두 증상이 없는 경우도 많아요. 또 자기만 치료한다고 되는 게 아니라, 다시 상대에게 감염되어 시간이 지나도 완치되지 않는 경우가 있어요.

성매개 감염병 예방법

성매개 감염병은 콘돔을 쓰면 예방할 수 있지만, 먹는 피임약으로는 감염을 예방할 수 없어요.

바이러스는 혈액이나 체액을 통해 감염돼요. 아무리 사이좋은 친구나 연인 사이라도 혈액이나 체액이 묻는 면도기, 칫솔, 귀걸이, 손톱깎이 등을 같이 쓰는 건 피해야 해요. 자궁경부암의 경우에는 백신을 예방 접종할 수도 있어요.

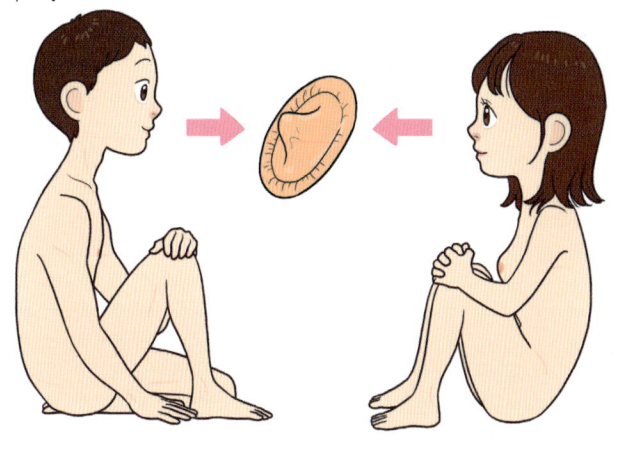

선생님의 도움말

성매개 감염병을 막는 방법으로는 콘돔을 쓰거나 성관계를 하지 않는 두 가지가 있어요. 콘돔을 사용하지 않는 성관계는 늘 임신 가능성과 감염의 위험이 있어요. 나아가 여러 명의 상대와 성관계를 맺으면 성매개 감염병에 걸릴 위험성이 아주 높아져요. 늘 만나는 상대이므로 괜찮다고 안심하지만 본인도 감염되어 있는지 모를 수도 있어요. 어떤 감염병은 생식기에 염증이 생기고 짓무르거나 피가 나기도 해서 다른 감염병에 감염되기 더 쉬운 상태가 되어 버려요.

04 에이즈

HIV(에이치아이브이, 인간 면역 결핍 바이러스)는 그 이름에서 알 수 있듯이 사람의 면역 세포를 파괴하고 면역 기능을 무너뜨리는 바이러스예요. 이 바이러스에 감염되면 5년에서 10년의 잠복 기간을 두고 에이즈(AIDS, 후천성 면역 결핍증)가 발병해요. 에이즈가 발병하면 폐렴이나 악성 종양 등의 질병이 연속적으로 생기고 최악의 경우에는 죽음에 이르기도 해요.

에이즈가 정식으로 인정된 것은 1981년의 일인데 그런 의미에서는 아직 새로운 질병이에요. 주로 성관계를 통해 감염되고, 전 세계 약 4,000만 명의 감염자가 있다고 해요. 최근에는 좋은 치료약이 개발되어 치료만 하면 평범하게 생활할 수 있어요.

HIV 감염 경로

성관계를 통한 감염
콘돔 없이 성관계를 하면 감염될 수 있어요.

모자 감염
엄마가 감염된 경우 태아도 감염될 수 있어요. 이때는 제왕절개로 출산해야 하고 모유도 먹여서는 안 돼요.

주사기 돌려 쓰기
마약이나 그 밖의 주사를 함께 사용하다 보면 감염될 수 있어요.

수혈을 통한 감염
감염된 혈액을 수혈하거나 감염 환자의 혈액을 원료로 하여 만든 의약품을 투여했을 때 HIV에 감염될 수 있어요.

1980년대 일본에서 수혈을 받거나 혈액 제제를 사용했다가 HIV에 감염된 사람이 많았어요. 제약회사가 HIV에 감염된 혈액을 사용했기 때문이에요. 당시 감염된 사람들이 지금까지도 고통받고 있어요.

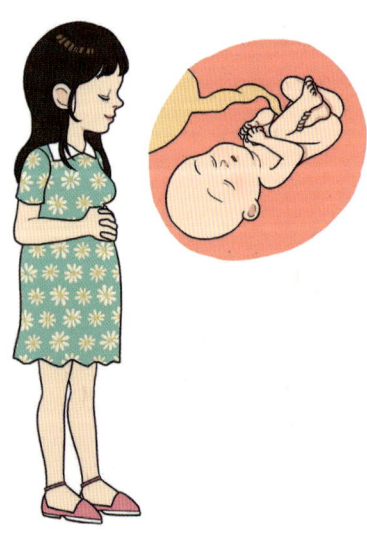

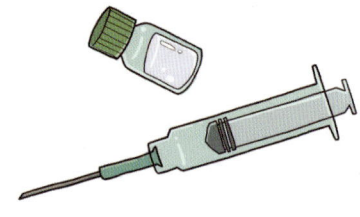

감염된 HIV는 면역 세포로 들어가요. 그곳에서 대량으로 증식해서 세포막을 파괴하고 혈액 속에서 림프액, 체액으로 흩어져요. HIV에 감염된 후에 2~8주 사이에 인플루엔자와 비슷한 증상이 일시적으로 나타나는 사람도 있어요.

에이즈에 대한 편견을 없애요

에이즈는 일상적인 접촉으로는 옮지 않아요.

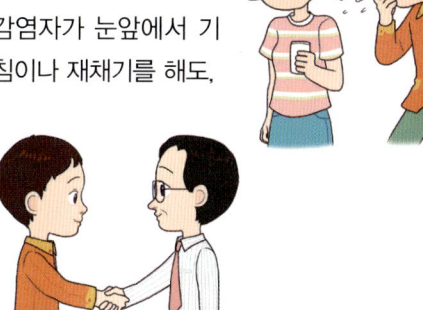

감염자가 눈앞에서 기침이나 재채기를 해도,

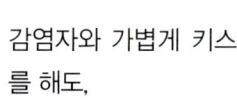

감염자와 악수를 해도,

감염자와 가볍게 키스를 해도,

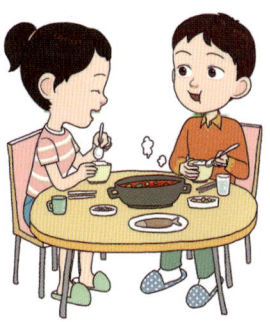

한 냄비에 음식을 나누어 먹어도,

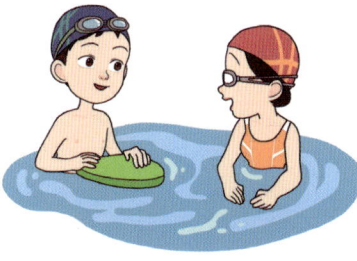

같은 풀장에서 수영을 해도 감염되지 않아요.

한국의 에이즈 현황

한국의 에이즈 감염자 가운데 92퍼센트가 남성이에요. 감염 경로는 성관계와 같은 성 접촉에 의한 것이 98퍼센트, 수혈이나 혈액 제제에 의한 감염이 1퍼센트가량으로 나타나요.

그러므로 잘 모르는 상대와 성 접촉을 삼가고, 콘돔을 사용하면 예방할 수 있어요. 한마디로 건전한 성생활을 하면 거의 100퍼센트 예방할 수 있어요.

그리고 진료비를 국가가 부담해 주는 제도(후천성면역결핍증 예방법 제22조, 시행령 제25조)가 있으므로 조기에 발견해서 치료에 힘쓰는 게 좋아요.

동남아시아, 아프리카의 사정

동남아시아와 아프리카에서는 가난 때문에 여성이나 아이들이 성매매를 하는 경우가 많아요. 그래서 HIV 감염률이 높고, 많은 사람들이 고통받고 있어요. 부모를 모두 에이즈로 잃은 에이즈 고아가 많고, 에이즈 때문에 마을이 사라진 지역도 있어요.

콘돔을 살 수 없는 것도 HIV 감염 확대로 이어지고 있어요. 많은 사람들이 가난 탓에 비싼 약을 구하지 못하고 죽음의 공포에 떨면서 살아가고 있어요.

05 향정신성 약물

향정신성 약물을 복용하면 뇌와 신경 세포에 작용을 해서 마취, 각성, 환각을 일으켜요. 시너, 각성제, 코카인, 대마 등이 있는데 각각 인체에 미치는 작용이 달라요. 이들 약물에서 벗어나지 못하는 상태를 '약물 의존증'이라고 해요.

이런 약물이 무서운 점은 단 한 번만 사용해도 급성 중독을 일으킬 수 있고, 의존하기 쉽고, 본인의 의지만으로는 그만두기가 몹시 어렵다는 거예요. 약물 의존이 심해지면 약물을 구하려고 범죄를 저지르기도 해요. 친구나 선배의 권유로 각성제인 줄 모르고 손을 대는 젊은이들이 끊이지 않아요.

향정신성 약물의 종류

각성제

각성제는 의존성이 아주 높아 한번 경험하면 그만두기 매우 힘들어요. 다이어트 효과가 있다거나 공부할 때 집중력이 생긴다며 권유받는 경우가 있어요. 필로폰이 대표적이지요. 의존증이 더 진행되면 몸과 마음이 모두 지옥의 괴로움을 맛보고, 전문 치료를 받지 않으면 폐인이 돼요.

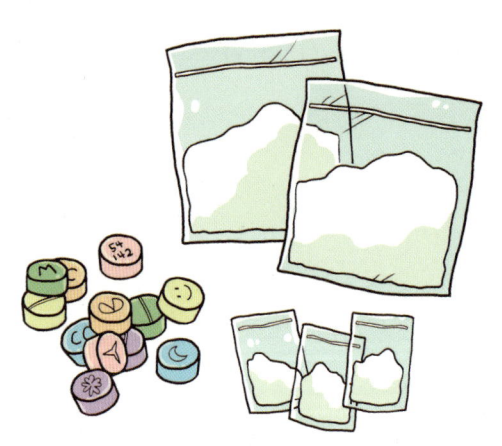

코카인

코로 빨아들여서 섭취하기 때문에 코에 염증을 일으키고, 폐도 손상돼요. 몸 안에 벌레 등이 기어 다니는 환각에 사로잡히다가 결국에 백치 상태가 되어 폐인이 돼요.

대마, 마리화나

양귀비 열매에서 채취하는 마약이에요. 취한 느낌, 환각 작용 등이 나타나요. 세계적으로 많은 나라에서 규제를 받는데, 소지하고 있기만 해도 사형이나 무기 징역을 받는 나라도 있어요.

과자 맛 약물

딸기나 멜론, 초콜릿 맛이 나는 약물도 있어요. 스트로베리퀵, 치즈 등으로 불려요. 미국 댈러스에서 19명의 10대 청소년들이 이것을 먹고 사망한 사건도 있어요.

향정신성 약물이 몸에 미치는 폐해

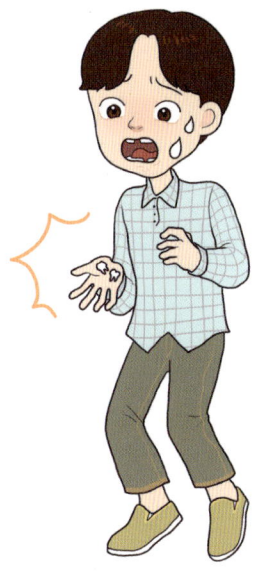

환각에 시달리고, 이가 망가지고, 생식기가 위축돼요.

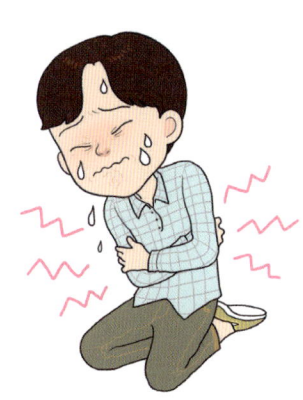

손발이 떨리고, 온몸에 통증이 있어요.

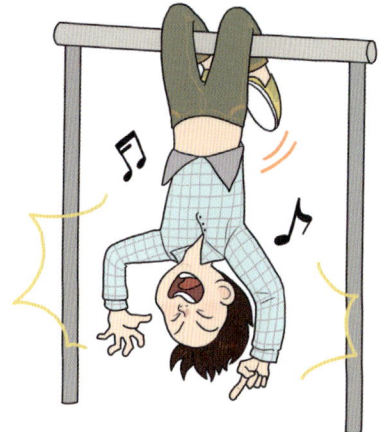

각성 효과로 식욕이 떨어지고 피로감이 없어져요.

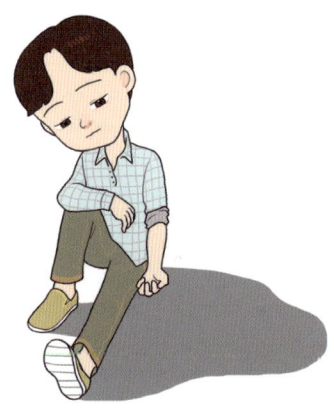

장래 태어날 아기에게도 영향을 미치는데, 아기가 장애를 갖고 태어날 확률이 높아져요.

한편 약물을 투여하는 주사기를 여러 명이 돌려 씀으로써 HIV에 감염될 위험도 있어요.

선생님의 도움말

어른들 가운데 회의 중에 담배를 피우면 집중력이 높아지고, 피우지 않으면 생각이 떠오르지 않는다는 사람이 있어요. 담배로 집중력이 높아지는지는 모르겠지만, 피우지 않으면 집중할 수 없다면 담배 의존증이 된 상태예요. 담배를 끊는 것도 쉽지는 않지만, 특히 약물 의존증은 전문적 치료 없이는 벗어날 수가 없어요. 만약 약물을 권하는 사람이 있다면 선생님이나 가족, 친구들에게 알려서 도움을 요청하세요.

- 약물 의존증은 질병이에요. 전문가의 진단과 치료가 필요해요. 스스로 해결할 수 없어요. 전문적 치료를 받고 재활 모임에 나가는 등의 도움을 받는 것이 중요해요.
- 마약류 및 약물 남용에 대한 고민이 있거나 상담을 원하는 사람은 누구나 상담 받아 보길 바랍니다.
  한국마약퇴치운동본부 http://www.drugfree.or.kr
  교육부 학생건강정보센터 http://schoolhealth.kr
  식품의약품안전청 종합포털 의약품 안전나라
  http://nedrug.mfds.go.kr

06 음란물

남자, 여자의 벌거벗은 모습이나 생식기 또는 성관계하는 모습을 폭력적·지배적으로 표현하는 음란물이 서점이나 인터넷에서 유통되고 있어요. 휴대 전화에서도 음란 사이트에 접속할 수 있어요. 이런 사이트를 통해 원조 교제나, 유흥업소로 잘못 흘러들어 가는 일이 많아요. 청소년 잡지도 독자를 유인하기 위해 야한 사진이나 기사, 성 상품화 광고를 싣고 있어요. 또 여러분을 더욱 여성스럽고, 남성답게 만들어 준다는 기구나 도구가 인터넷에서 버젓이 팔리고 있어요.

사람의 성을 상품으로밖에 보지 않고, 돈벌이 수단으로 삼는 업자들이 여러분들의 성에 관한 불안과 흥미를 이용해 다양한 상품, 정보를 팔려고 하고 있어요.

포르노 잡지

사춘기에 여성의 몸에 흥미를 갖는 것은 자연스러운 일이지만, 너무 폭력적인 사진은 보고 난 뒤에도 개운치 않은 기분이 남아요.

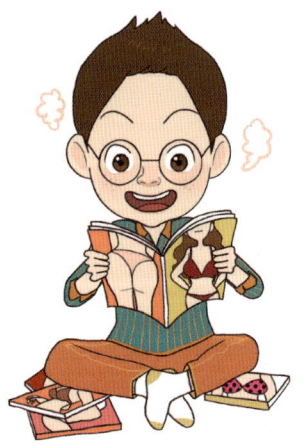

포르노그래피

포르노그래피는 인간관계를 그리는 게 아니라 폭력적인 성행위 장면이 많은 게 특징이에요. 여성은 그런 성관계를 전혀 원하지 않아요.

길거리 캐스팅

길에서 낯선 사람이 '예쁘다.', '스타일 좋은데 사진 찍어도 돼?', '모델 안 해 볼래?', '좋은 아르바이트 있는데 해 볼래?'라면서 말을 걸어요. 이런 방식으로 청소년들에게 접근해 유흥업소에서 일하게 하거나 사진을 찍어서 협박하는 등의 사건이 보도되고 있어요.

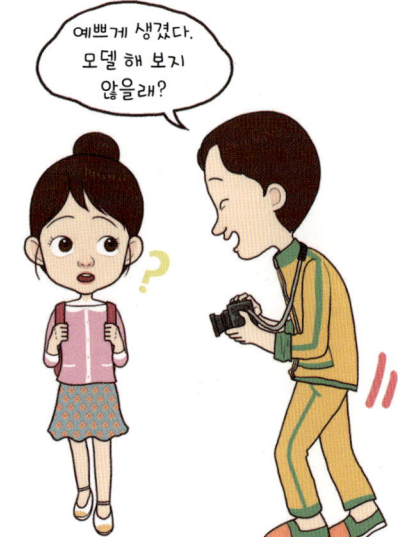

만남 사이트

만남 사이트를 통해 원조 교제를 해 감금 사건이나 폭행 사건에 말려드는 사건이 일어나고 있어요.

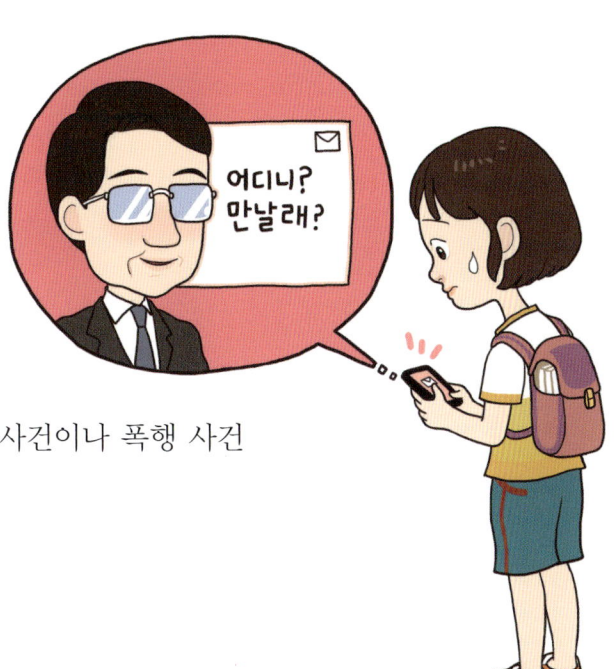

성 상품화 광고

간단한 시술로 얼짱, 몸짱이 될 수 있다고 소개하는 성형 광고.
기구나 약을 이용해 가슴을 크게 만들어 준다는 광고.
포경은 여자들에게 인기 없다며 불안을 조성하고 수술을 권하는 광고.
이런 광고들에는 사기성 상품이 많으므로 주의해야 해요.

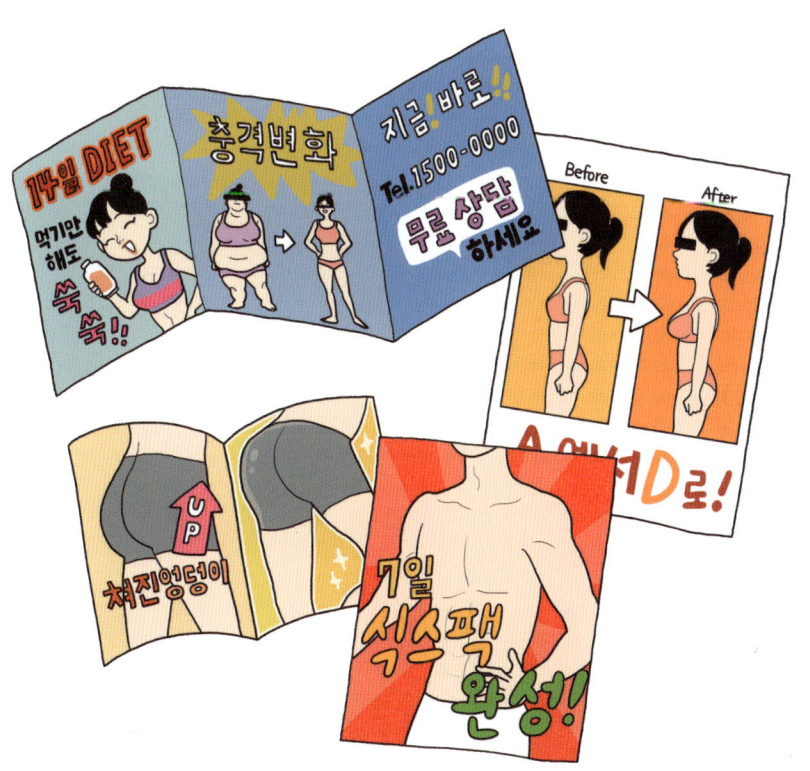

선생님의 도움말

성을 상품으로 취급하는 대상에는 압도적으로 여성이 많아요. 또한 성 상품화 되는 나이가 점점 낮아지고 있어요. '아이돌이 될 수 있어.'라는 사탕발림에 넘어가 감금당하거나, 유흥업소에서 일하게 되는 사건도 늘고 있어요. 소녀들뿐 아니라 소년의 성을 상품으로 취급하는 어른도 있어요.

자기의 성을 스스로 관리하고 자기 자신을 귀한 존재로 여기지 않으면 자기를 지킬 수 없어요. 여러분의 성이 돈벌이에 이용당하지 않으려면 어떤 것에 주의해야 하는지, 사회 전체가 어떻게 되어야 하는지 생각해 볼 필요가 있어요.

07 인터넷과 휴대 전화

버튼 하나로 전 세계 사람들과 소통할 수 있고, 짧은 시간에 유익한 정보를 얻을 수 있는 인터넷과 휴대 전화는 편리하고 매력적인 도구예요. 그러나 제대로 쓰려면 규칙이나 예절을 잘 익혀 두어야 해요. 사용하기에 따라 위험한 사건에 휘말릴 수도 있고, 과다한 사용으로 인터넷 중독, 휴대 전화 중독이 될 위험성도 있어요. 성인 사이트나 만남 사이트에서 범죄의 피해자나 가해자가 될 가능성도 있어요. 익명 이용자가 많아 범죄에 해당하는 악플이나 성적 희롱을 하기도 하고, 잘못된 인터넷 사용으로 터무니없는 요금이 청구될 위험성도 있어요.

인터넷과 휴대 전화를 올바르게 사용해요

1. 개인 정보 보호를 위해 프로필을 작성하거나 채팅으로 주소와 이름을 기입할 때는 신중해야 해요.

2. 스팸 메일, 광고성 메일은 무시해요. 모르는 사람한테 온 메시지와 텔레비전 프로그램을 가장한 설문 조사는 답장하지 않아요.

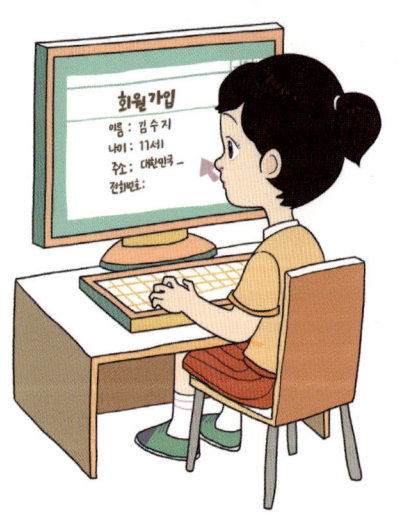

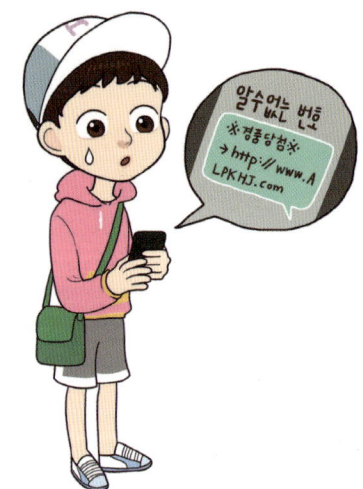

3. 만남 사이트나 채팅으로 알게 된 사람과는 절대로 따로 만나지 않아요. 실제로는 무서운 사람일지도 몰라요.

4. 음란 사이트나 만남 사이트에 접속하지 않아요. 엄청난 요금이 청구될 수도 있어요.

5. 친구와 만나 이야기하는 동안에 문자나 SNS에 집중하지 않아요. 모처럼 만났으니 눈앞에 있는 상대의 이야기에 집중해요.

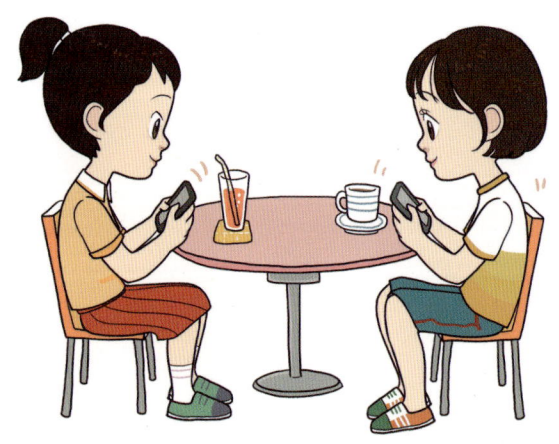

6. 문자 메시지로 보낸 내용이 상대에게 깊은 상처를 줄 수 있어요. 장난이나 악성 댓글의 자료로 쓰일 수도 있어요. 보내기 전에 다시 한 번 내용을 확인하세요.

7. 사이버 폭력을 당하면 바로 어른들과 상담해요. 익명으로 쓴 것이라도 출력해서 학교나 청소년 사이버 상담 센터에서 상담받아요. 익명이라도 누가 썼는지 추적할 수 있어요.

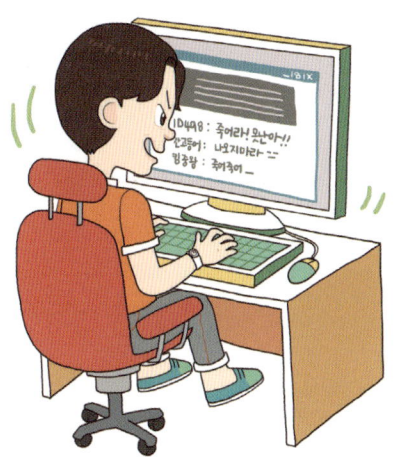

응답하지 않는 용기

사춘기는 자신을 알아 가는 중요한 시기예요. 혼자 조용히 생각에 잠기는 시간도 필요해요. 인터넷이나 휴대 전화에만 빠져서 자기 시간을 허비하는 사람은 없나요? 한밤중에 몇 시간이고 휴대 전화로 연락을 하거나, 공부를 하면서도 문자 메시지를 주고받느라 집중하지 못하기도 하지요. 학교에서 친구들과 얼굴을 마주하고 열심히 이야기하고, 편지로 마음을 전하는 것도 자기를 성장시키는 시간이에요. 휴대 전화의 전원을 끄고 친구한테 오는 문자나 SNS에 바로 답하지 않는 용기를 가져 보면 좋겠어요.

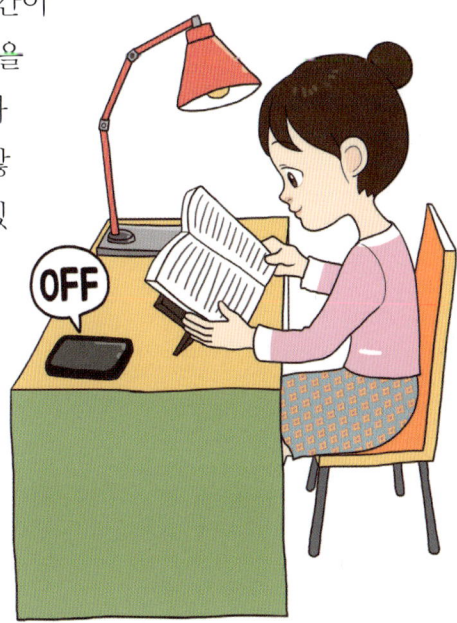

선생님의 도움말

휴대 전화를 구입하기 전에 부모님과 휴대 전화 사용에 대해 충분히 이야기를 나누어야 해요. 아직 어린 여러분들은 스스로 요금을 낼 수가 없으니 과도한 요금제 사용으로 부모님에게 부담을 주는 일이 없도록 해요. 또한 사이버 폭력, 휴대 전화 중독에 대해서도 충분히 생각해야 해요. 실제로 사이버 왕따 놀이, 비방, 스토킹으로 인해 자살하는 사람도 있어요. 여러분 자신이 사이버 범죄의 피해자나 가해자가 되지 않기 위해 규칙을 정하고 사용해야 해요. 휴대 전화를 구입하면 위험한 사이트 접속이나 사이버 폭력을 막는 기능을 가진 프로그램을 내려받아 사용하세요.

08 사춘기

지금까지 별 탈 없이 학교에 다니고 특별한 문제가 없었는데, 사춘기에 접어들어 갑자기 몸의 컨디션이 무너져 버리기도 해요. 사춘기에는 뇌와 신경 계통이 발달하고, 몸의 각 부분이 급속히 성장하기 때문에 호르몬 균형이 무너져 몸과 마음의 조화가 깨질 때가 있어요.

사춘기는 생식 기능과 생리 기능이 성숙하고, 몸과 마음이 모두 어른이 되어 가는 시기예요. 다른 세계로 접어드는 것이므로 몸과 마음이 모두 불안해지기도 해요.

이 불안정한 시기에는 초조해하지 말고 편히 쉬는 게 중요해요. 시간이 지나면 호르몬의 분비가 안정되고, 몸 상태가 균형을 잡아 가요. 틀림없이 원래대로 건강해지니까 안심하세요.

사춘기에 나타나는 증상들

자율 신경 실조증

잠을 이루지 못하고 나른해요. 두통이나 복통에 시달리기도 해요.

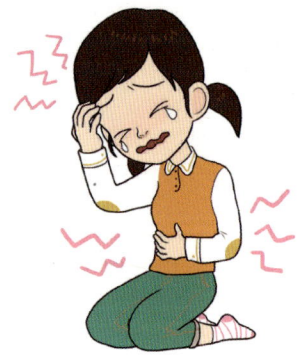

기립성 조절 장애

일어설 때 현기증이 나고, 구토, 두통이 있어요. 아침에 일어나기 힘들어요.

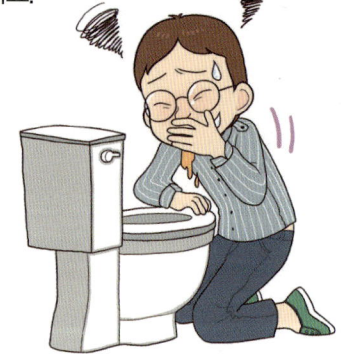

사춘기 우울증

모든 게 싫어져요. 잠을 설치고, 아침에 못 일어나고, 식욕이 없어요.

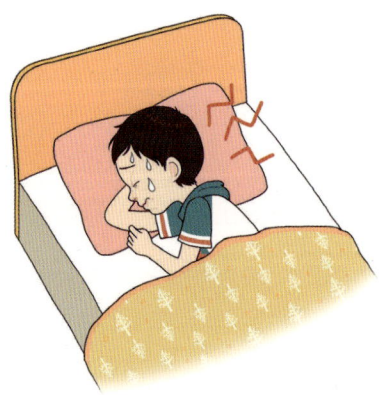

사춘기성 빈혈

아래쪽 눈꺼풀이 희멀겋고, 코피가 나요. 피곤해요. 여자에게는 철 결핍성 빈혈, 남자에게는 스포츠 빈혈이 있어요. 학원이나 동아리 활동 때 피곤함을 느끼면 푹 쉬는 게 좋아요.

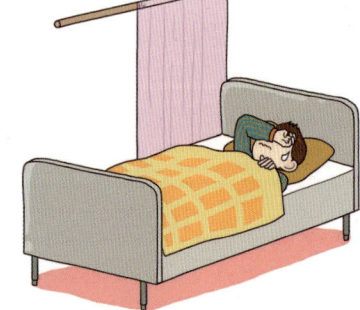

사춘기 증후군이 의심되면 어떻게 하죠?

빨리 소아청소년과 진찰을 받아 생활 전반을 체크해 보세요.
과로하지 않는데도 구토가 나고 피곤하면 학교와 학원을 쉬는 게 좋아요.
과격한 운동을 피하고 돼지고기, 닭고기, 간 등 단백질과 철분이 풍부한 식품을 먹어요.

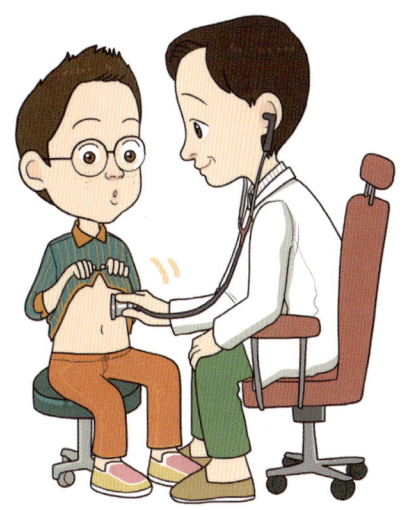

약해진 자율 신경을 회복해요

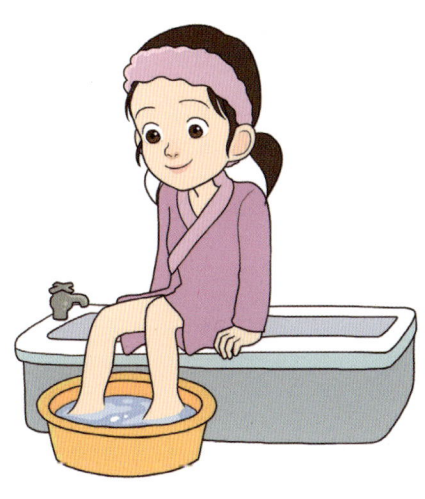

샤워하기 전에 차가운 물에 3분 동안 발을 담가요.

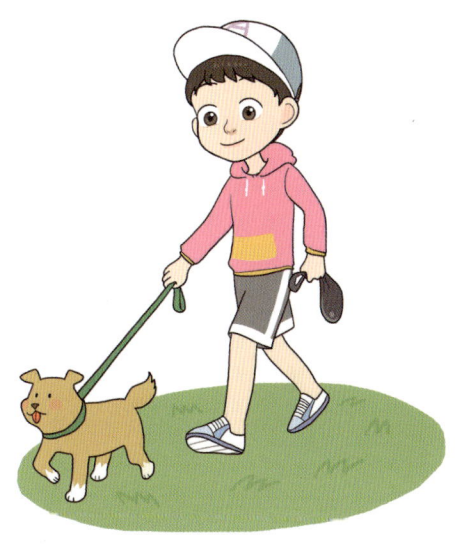

스트레스가 많은 생활을 보내고 있다면 가끔은 멈추고 기분 전환을 해요.

Q & A

Q 저는 중학교 2학년이에요. 학원에서 제일 고급반이고 야구부도 하고 있는데 둘 다 열심히 하다 보니 잠이 부족해서 힘들어요. 최근에는 밤에도 좀처럼 잠을 잘 수가 없어요. 기분이 안 좋고 안 좋은 생각만 해요. 어떡하면 전부 다 잘할 수 있을까요? (14세)

A 노력파 친구로군요. 지금은 급속 성장기예요. 운동도 공부도 한계에 이르도록 애쓰고 있기 때문에 성장에 필요한 영양이 부족해서 몸이 신호를 보내고 있는 게 아닐까요? 그럴 때는 자율 신경의 작용도 나빠져요. 한동안 뒹굴뒹굴 푹 쉬는 것도 긴 인생에서는 꼭 필요한 일이에요.

09 다이어트

인터넷에는 몸이 가늘고 늘씬한 여성 연예인이 최신 유행하는 옷을 입고 찍은 사진이 많이 있어요. 그런 사진에 자극을 받아서인지 다이어트를 하는 나이가 점점 낮아지고 있어요. 그러나 성장기인 이 중요한 시기에 다이어트를 하면 몸이 제대로 자라지 않을 뿐 아니라 영양 부족으로 몸과 마음에 여러 가지 문제가 생겨요. 살이 찌는 원인이라고 여러분들이 미워하는 지방은 성호르몬의 바탕이 되는 중요한 영양소이기도 해요. 무리하게 다이어트를 하면 월경을 하지 않는 병에 걸리기도 해요.

사실은 뚱뚱하지 않은데도 친구들 말이나 유행에 휩쓸려 불필요한 다이어트를 하다 보면 약년성갱년기 (20~30대이지만 난소의 기능이 약해져 폐경기와 같은 증상이 나타남) 같은 병이 생겨 앞으로 긴 인생에 문제를 안고 살아가게 될 수도 있어요.

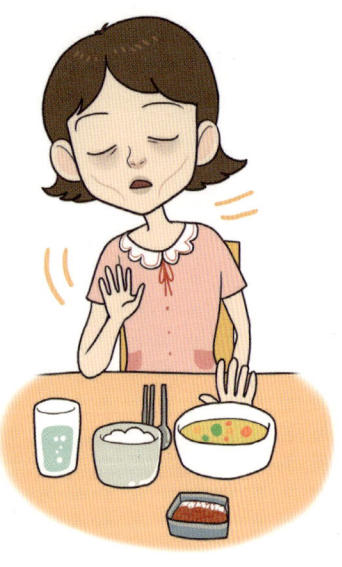

잘못된 다이어트

엄마처럼 되고 싶지 않다는 반항심에서 엄마가 차려 준 밥을 먹지 않거나, 포도 다이어트, 사과 다이어트, 두부 다이어트 등 칼로리가 낮은 한 가지 식품으로만 배를 채우는 다이어트를 하지 않아요.

과도한 다이어트는 섭식 장애를 일으켜요

과도한 다이어트에 도전하고 이루어 냈다는 성취감에 사로잡힌 사이에 식욕을 다스리는 뇌의 신경계가 무너질 수 있어요. 그러면 배고픔을 느끼지 않게 되어 먹으면 토하고, 아무 것도 먹을 수 없게 돼요. 치료를 하지 않으면 생명이 위험한 상태에 이르러요. 본인은 생명의 위험을 느끼지 않기 때문에 주위 사람들이 신경을 써 주어야 해요.

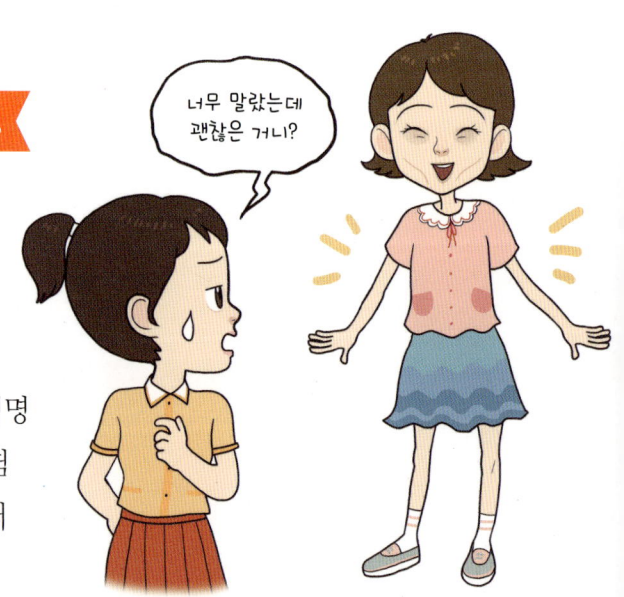

몸에 좋은 다이어트

원래 다이어트란 의학 용어로 '식이 요법'을 말하는데 전문가의 지도를 받아 이루어져요.

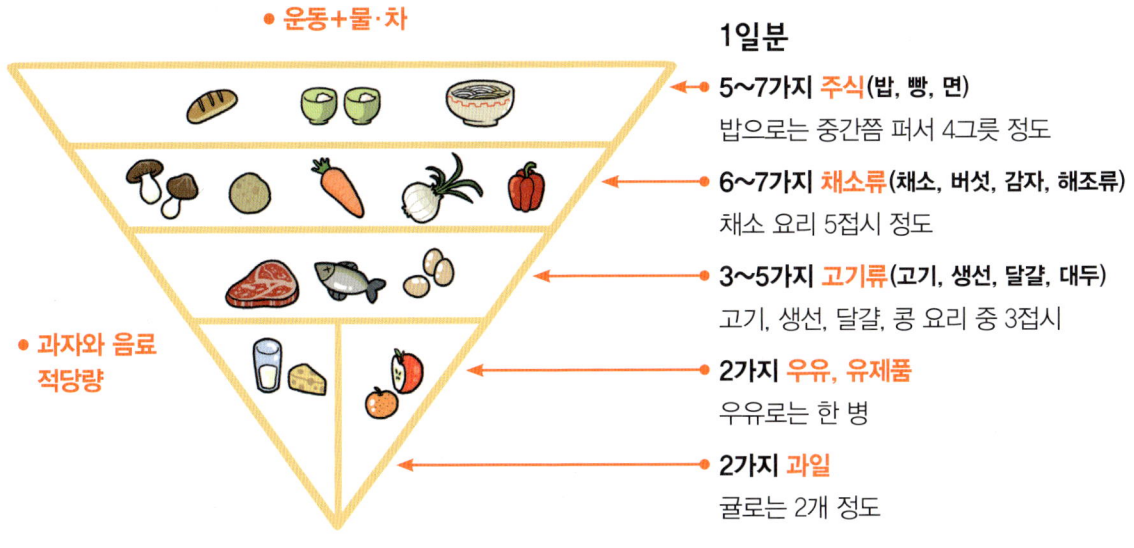

- 운동+물·차
- 과자와 음료 적당량

1일분
- 5~7가지 **주식**(밥, 빵, 면)
  밥으로는 중간쯤 퍼서 4그릇 정도
- 6~7가지 **채소류**(채소, 버섯, 감자, 해조류)
  채소 요리 5접시 정도
- 3~5가지 **고기류**(고기, 생선, 달걀, 대두)
  고기, 생선, 달걀, 콩 요리 중 3접시
- 2가지 **우유, 유제품**
  우유로는 한 병
- 2가지 **과일**
  귤로는 2개 정도

▶ 당분 : 에너지원. 뇌가 움직이기 위해 필요해요.
▶ 단백질 : 몸을 만들어요.
▶ 지방 : 콜레스테롤(혈관을 유연하고 건강하게 해요.)과 성호르몬을 만들어요.
▶ 칼슘 : 뼈를 만들고 골다공증을 예방해요.
▶ 미네랄 : 심장, 근육을 움직이게 해요. 적은 양만 있으면 되지만, 부족하면 생명에 위협이 돼요.
▶ 필수 아미노산, 비타민 : 체내에서 만들 수 없고, 부족해지면 몸 상태가 불안정해지고, 생명에 관계돼요.
★ 식사 대신 패스트푸드, 케이크, 과자를 먹지 않아요. 이런 음식들은 칼로리가 매우 높아요.

다이어트를 부추기는 광고

다이어트 식품이나 약품 광고에서 사용 전과 후를 비교해 보여 주는 사진은 컴퓨터로 손을 본 경우가 많아요. 광고를 곧이곧대로 받아들여 불확실하고 때로는 위험하기까지 한 다이어트를 시작하지 않도록 해요.
사춘기는 건강한 몸의 기초를 만드는 시기라는 것을 잊지 말아야 해요.

Q & A

Q 저는 엄청 뚱뚱해요. 친구는 정말 날씬해서 제 반밖에 안 돼요. 마르고 싶은데 어떻게 하면 마를 수 있을까요? (13세)

A 정말로 뚱뚱한지, 단지 뚱뚱하다고 생각하는 건지 한번 정확히 측정해 보세요. 비만이라면 의사 선생님의 지도를 받아 몸무게를 줄일 필요가 있어요. 하지만 너무 급격하게 감량하면 요요 현상이 오기 쉽고, 또 거식증이나 과식증으로 이어질 가능성도 있어요.
사춘기는 소중한 몸을 만드는 시기예요. 균형 잡힌 식사와 운동, 수면을 지키면 타고난 최적의 멋진 몸으로 성장해요. 아무리 말라도 몸이 건강하지 않다면 의미가 없으니까요.

10 콤플렉스

자신이 다른 사람보다 열등하다고 느끼는 것을 '콤플렉스(열등감)'라고 해요.
사람은 누구나 콤플렉스가 있어요. 그러나 얼굴 생김새나 키, 몸무게같이 유전적인 요소는 고민해 봤자 바꿀 수 없어요. 노력으로 바꿀 수 있는 것도 있고, 바꿀 수 없는 것도 있지만, 고민하는 과정 속에서 자기가 생각하는 대로 되지 않는 일이 있다는 것을 알고 체념도 하고 극복도 하면서 자기답게 살아가는 것이 인간이에요.
10대 때는 겉모습도 내면도 많이 변해요. 지금의 콤플렉스가 언제까지나 이어질 거라고는 생각하지 마세요. 멋진 사춘기를 보내기 위해 여러분이 갖고 있는 콤플렉스와 어떻게 사귀어 나갈지 생각해 보세요.

Q & A

Q 저는 눈이 외까풀이라서 차가워 보인다는 말을 들어요. 하지만 그렇게 생긴걸요. 어떻게 하면 이런 소리를 안 들을까요? (16세)

A 사람은 자기가 바꿀 수 있는 것과 바꿀 수 없는 일이 있어요. 쌍까풀이 아니라도 아주 야무지고 매력적인 사람이 있어요. 그런 사람은 표정이 풍부하지요. 그러니 거울을 보고 콤플렉스를 매력 포인트로 만드는 연습을 해 보면 어떨까요?

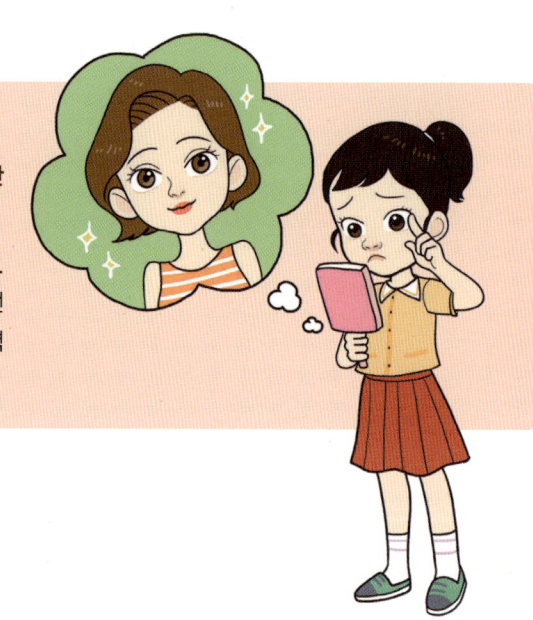

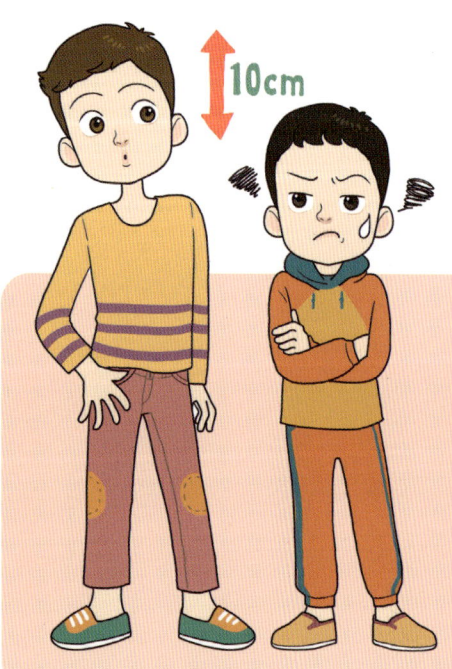

Q & A

Q 저는 키가 작아요. 광고에서 키 크는 기계를 봤어요. 사고 싶은데 안 될까요? (14세)

A 너무 조급한 거 아닐까요? 앞으로도 한참은 성장 호르몬에 의해 키가 자랄 가능성이 있어요. 어른 중에는 키는 작지만 커 보이는 사람이 있지요? 그런 사람은 삶이 멋있어서 그렇게 보여요. 키 크는 기계는 비싼 데다가 의학적으로 근거가 부족한 사기성이 짙은 상품이에요. 괜히 광고에 현혹되어 구입하지 않았으면 해요.

Q & A

Q 전 운동을 못해요. 체육 시간이나 운동회 같은 게 없었으면 좋겠다고 생각해요. (11세)

A 잘 못하는 것에만 온통 마음을 쓰면 위축되지요. 잘하는 건 뭘까요? 자기가 잘하는 것을 키워 나가면 못하는 데에 신경이 덜 쓰이게 돼요.

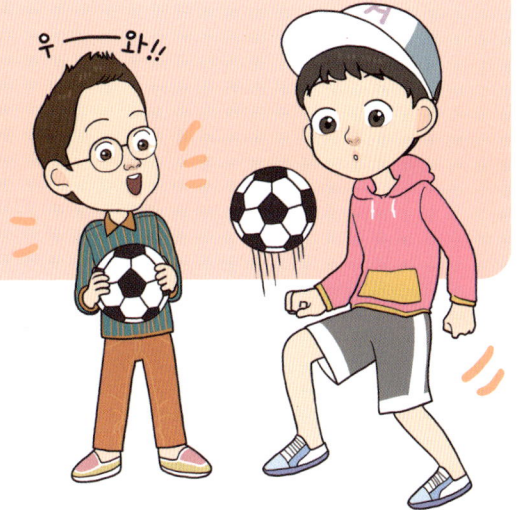

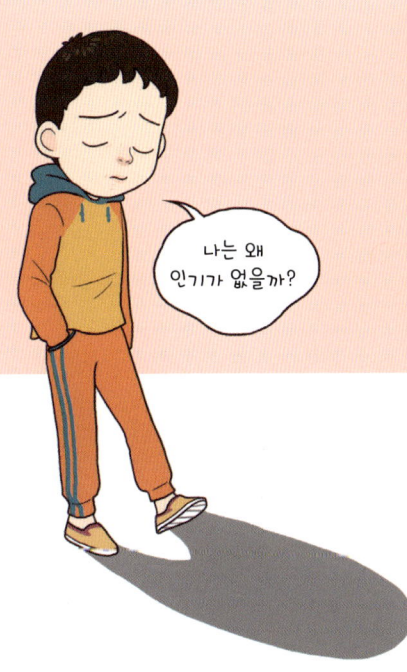

Q & A

Q 여자애들한테 인기가 있으면 좋겠는데, 전혀 없다는 게 저의 콤플렉스예요. 어떡하면 인기를 얻을 수 있을까요? (16세)

A 매력만 있다면 틀림없이 모두에게 인기를 끌 거예요. 인기를 위해서가 아니라 스스로 자신감을 갖기 위해서라도 자신의 장래에 대한 전망이나 적극성 등 보이지 않는 부분을 갈고 닦으세요. 스스로 자신감을 가질 무렵에는 틀림없이 매력적으로 바뀌어 있어서 인기를 끌 테니까요.

선생님의 도움말

나는 유치원 때부터 중학교 2학년 때까지 키가 작은 여자아이였어요. 너무 작아서 걸어가다 보면 뒤에서 오던 남자애가 머리를 콩! 또 콩! 때리고 지나갔어요. 정확하게 손이 닿기 편한 위치에 머리가 있었으니까요. 꼬맹이라고 불렸고, 이대로 평생 작은 건 아닌가 고민했어요. 그런데 중학교 2학년 후반부터 쑥쑥 키가 자라 지금은 평균 키예요. 성장기에는 무슨 일이 벌어질지 알 수가 없어요. 콤플렉스는 성장과 더불어 변해요. 외모뿐 아니라 성격이나 학력도 나날이 변해요. 다른 사람과 비교해서 못하는 부분에만 주의를 기울이지 말고 자세를 바르게 하고 웃는 얼굴로 지내면 여러분의 콤플렉스는 매력 포인트가 되지요.

11 인권

사람은 누구나 태어나면서부터 자기답게 행복하게 살아갈 권리가 있어요. 이것을 인권이라고 하는데 남자, 여자, 성 정체성 장애자, 이성애자, 동성애자, 장애인, 에이즈 감염자 모두 한 사람 한 사람 성의 인권이 지켜져야만 안심하고, 또 자신감을 갖고 살아갈 수 있어요.

유엔에서는 '어린이 인권 협약'과 '장애인 인권 협약'을 채택했고, 세계여성회의에서는 여성의 지위 향상과 권리 증진이 필요하다고 제안하고 있어요.

우리 주변에는 편견이나 괴롭힘, 차별 같은 인권에 관련된 다양한 문제가 있어요. 법률만으로 인권을 지킬 수는 없어요. 한 사람 한 사람의 행동이 사회를 바꾸는 힘이 돼요.

성의 인권을 보호받고 있나요?

아이를 낳을지 말지는 부부가 결정할 일이에요.
결혼을 하지 않은 사람, 결혼을 해도 아기를 낳지 않는 사람, 원해도 아기가 생기지 않는 사람 등등 다양한 사람이 있어요.
사람은 저마다 다른 삶의 방식이 있어요.

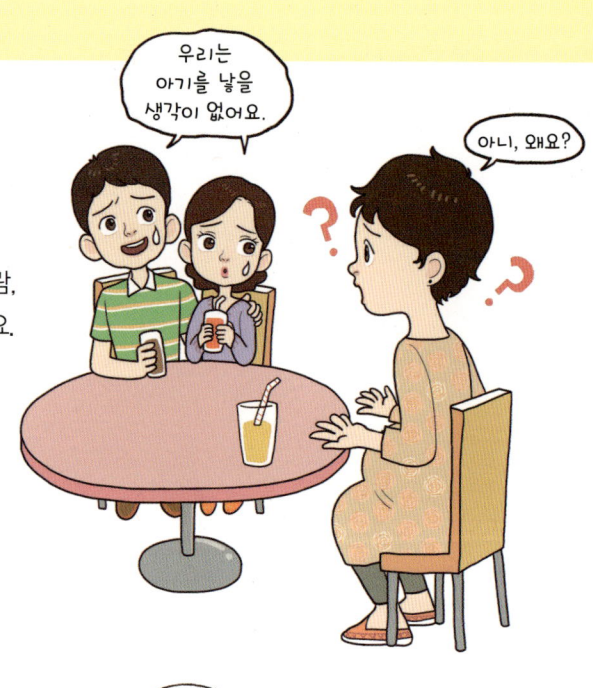

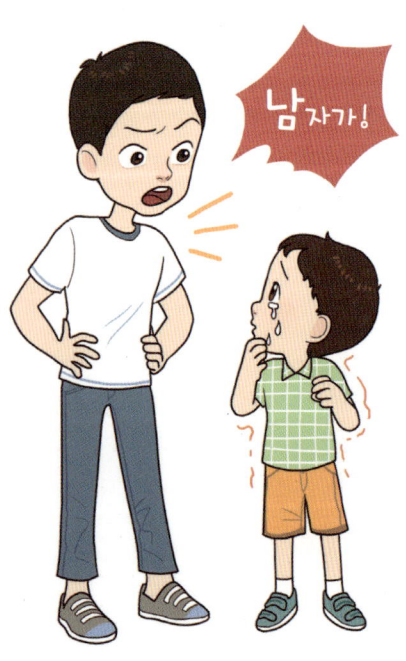

왜 남자는 울면 안 되나요?
남자도 울고 싶을 때가 있어요.

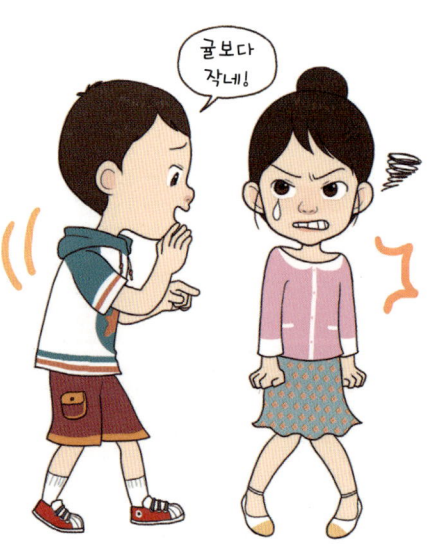

몸을 가지고 놀리는 건 성희롱이에요.

직장에서 돌아온 남자는 텔레비전을 보며 누워 있어요. 그런데 마찬가지로 직장에서 돌아온 여자가 허둥지둥 저녁 식사를 준비하기 시작해요.
남녀 모두 일하면서 생활하려면 서로 협력이 필요해요. 자립과 공생은 인권의 큰 기둥이에요.

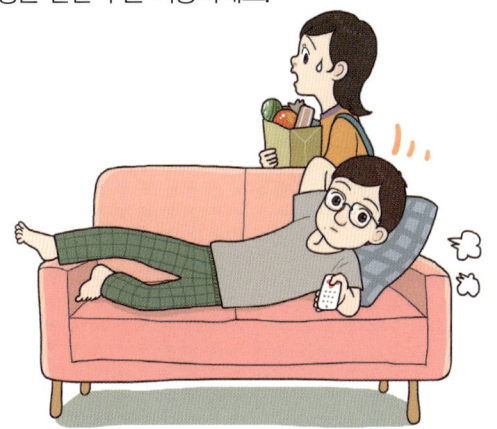

이 세상에는 학교에 못 가고 길거리에서 생활하는 아이도 있고, 강제로 성매매를 하는 아이도 많아요. 어린아이의 성을 사는 사람들은 주로 부유한 나라에서 온 관광객이에요.
어린이에게는 공부할 권리와 어른에게 보호받을 권리가 있어요.

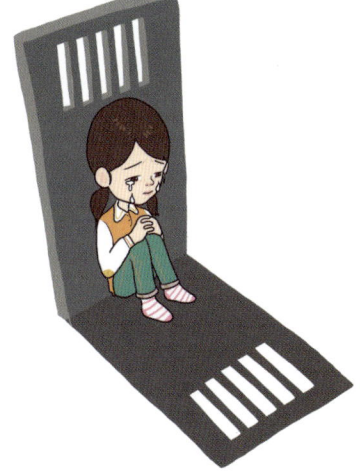

인권은 모두가 함께, 서로 돕는 것이에요

임산부나 장애인, 노인에게 작은 배려를 건네면 따뜻한 사회가 돼요.

남녀 모두 평등하게 일하고, 가사와 육아를 함께 할 수 있는 사회가 되면 좀 더 안심하고 아이를 키울 수 있을 거예요.

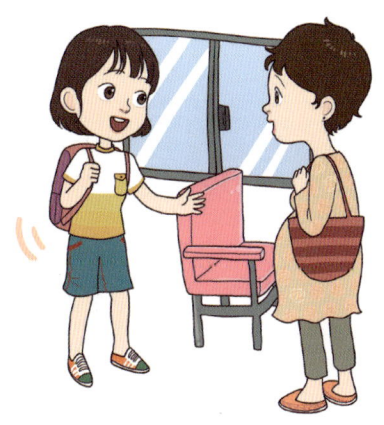

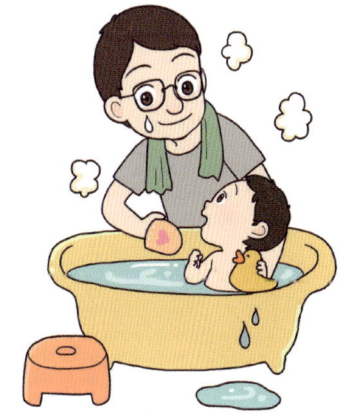

멋진 어른이 되기 위해

인간의 존엄을 지키기 위해 성을 배우는 것은 아주 중요해요. 성교육은 삶의 교육이고 인권 교육입니다. 인간답게 사는 법과 일하는 법을 생각하는 것도 성교육, 인권 교육이에요.
여러분이 어른이 되었을 때 남자든 여자든, 장애가 있는 사람이든 없는 사람이든, 서로 인간으로서 대등하게 살아갈 수 있는 사회를 만들려면 어떻게 하면 좋을까요? 지금처럼 남성이 과로사하는 사회라도 괜찮은지, 여성이나 장애인이 일하기 어려운 사회인 채로 괜찮은지 함께 생각해 봐요.

행복한 사춘기를 위한 넓고 깊은 성 지식
성교육 상식 사전

초판 발행 _ 2015년 9월 7일
초판 12쇄 발행 _ 2022년 8월 17일
개정판 1쇄 발행 _ 2024년 11월 1일

엮은이 _ 다카야나기 미치코
글쓴이 _ '인간과 성' 교육연구소
그린이 _ 남동윤
옮긴이 _ 김정화
감수와 추천 _ 배정원
발행인 _ 이종원
발행처 _ 길벗스쿨
출판사 등록일 _ 2006년 6월 16일
주소 _ 서울시 마포구 월드컵로 10길 56(서교동)
대표전화 _ Tel (02) 332-0931 / 팩스 _ (02)323-0586
홈페이지 _ www.gilbutschool.co.kr / 이메일 _ gilbut@gilbut.co.kr

기획 _ 김언수 / 책임편집 배지하 / 제작 _ 이준호, 손일순, 이진혁
마케팅 _ 지하영 / 영업유통 _ 진창섭 / 영업관리 _ 정경화 / 독자지원 _ 윤정아

표지 디자인 _ 이현숙 / 본문디자인 _ 합정디자인스튜디오 / CTP출력 및 인쇄 _ 교보피앤비 / 제본 _ 경문제책

그림 ⓒ 남동윤 2015

잘못된 책은 구입한 서점에서 바꿔 드립니다.
이 책은 저작권법에 따라 보호받는 저작물이므로 무단전재와 무단복제를 금합니다.
이 책의 전부 또는 일부를 이용하려면 반드시 사전에 저작권자와 길벗스쿨의 서면 동의를 받아야 합니다.

ISBN 978-89-6406-793-0 (73510)
      (길벗스쿨 도서번호 200441)